中医内科专业（中级）押题秘卷

全国中医药专业技术资格考试命题研究组　编

全国百佳图书出版单位

中国中医药出版社

·北 京·

图书在版编目（CIP）数据

中医内科专业（中级）押题秘卷/全国中医药专业技术资格考试命题研究组编 . —北京：
中国中医药出版社，2022.9

全国中医药专业技术资格考试通关系列

ISBN 978 - 7 - 5132 - 7750 - 1

Ⅰ.①中⋯　Ⅱ.①全⋯　Ⅲ.①中医内科学 - 资格考试 - 习题集　Ⅳ.①R25 - 44

中国版本图书馆 CIP 数据核字（2022）第 152689 号

中国中医药出版社出版

北京经济技术开发区科创十三街 31 号院二区 8 号楼

邮政编码　100176

传真　010 - 64405721

河北省武强县画业有限责任公司印刷

各地新华书店经销

开本 787×1092　1/16　印张 9　字数 217 千字

2022 年 9 月第 1 版　2022 年 9 月第 1 次印刷

书号　ISBN 978 - 7 - 5132 - 7750 - 1

定价　42.00 元

网址　www.cptcm.com

服 务 热 线　010 - 64405510

购 书 热 线　010 - 89535836

维 权 打 假　010 - 64405753

微信服务号　zgzyycbs

微商城网址　https://kdt.im/LIdUGr

官 方 微 博　http://e.weibo.com/cptcm

天猫旗舰店网址　https://zgzyycbs.tmall.com

如有印装质量问题请与本社出版部联系（010 - 64405510）

使用说明

为进一步贯彻人力资源和社会保障部、国家卫生健康委员会及国家中医药管理局关于全国卫生专业技术资格考试的有关精神，进一步落实中医药专业技术资格考试的目标要求，国家中医药管理局人事教育司委托国家中医药管理局中医师资格认证中心颁布了最新版《全国中医药专业技术资格考试大纲》。

为了配合新大纲的实施，帮助考生顺利通过考试，我们组织高等中医药院校相关学科的优秀教师团队，依据新大纲编写了相应的《全国中医药专业技术资格考试通关系列》丛书。

本书含3套标准试卷，按照最新版大纲的要求编写，根据历年真卷筛选出易考易错题，通过对历年真卷考点分布的严格测算进行设计，力求让考生感受最真实的全国中医药专业技术资格考试命题环境，使考生在备考时和临考前能够全面了解自身对知识的掌握情况，做到查缺补漏、有的放矢。同时供考生考前自测，通过练习熟悉考试形式、掌握考试节奏、适应考试题量、巩固薄弱环节，确保考试顺利通过。

目　　录

全国中医药专业技术资格考试

中医内科专业（中级）押题秘卷（一）

考试日期：　　　年　月　日

考生姓名：＿＿＿＿＿＿＿

准考证号：＿＿＿＿＿＿＿

考　　点：＿＿＿＿＿＿

考 场 号：＿＿＿＿＿＿＿

一、**A1 型题**

1. "益火之源,以消阴翳"属于下列何种治法
   A. 阴病治阳
   B. 阳病治阴
   C. 阴中求阳
   D. 阳中求阴
   E. 阴阳并补

2. 五脏的生理特点是
   A. 虚实交替,泻而不藏
   B. 藏精气而不泻,实而不能满
   C. 藏精气而不泻,满而不能实
   D. 传化物而不藏,满而不能实
   E. 传化物而不藏,实而不能满

3. 被称为"后天之本"的脏是
   A. 肾
   B. 心
   C. 脾
   D. 肺
   E. 肝

4. "喜润恶燥"的脏腑是
   A. 心
   B. 肝
   C. 脾
   D. 小肠
   E. 胃

5. "夺血者无汗"的生理基础是
   A. 气能行津
   B. 津血同源
   C. 血为气母
   D. 汗为心液
   E. 气为血帅

6. 血府指的是
   A. 脉
   B. 心
   C. 肝
   D. 脾
   E. 冲脉

7. 气化指的是
   A. 气能化水,水又能化为气
   B. 气的温煦作用使水化为气
   C. 气的升降出入运动
   D. 气能生血,血又能生气
   E. 体内津、气、血、精等物质各自的新陈代谢及相互转化

8. 十二经脉中足太阴脾经在内踝上 8 寸以上的循行部位是
   A. 下肢外侧中线
   B. 下肢内侧中线
   C. 下肢内侧后线
   D. 下肢外侧前线
   E. 下肢内侧前线

9. 痰阻于胃可见的症状是
   A. 喘咳咳痰
   B. 胸闷心悸
   C. 恶心呕吐
   D. 半身不遂
   E. 眩晕昏冒

10. 正气的强弱与何因素有关
   A. 与气候变化有关
   B. 与工作环境有关
   C. 与精神状态有关
   D. 与居住的地域条件有关

E.与情志变化有关

11.下列不属于内风的是
A.肝阳化风
B.阴虚风动
C.风邪袭表
D.血燥生风
E.血虚生风

12.气虚患者,复感外邪,应采用的治疗原则是
A.治其标
B.治其本
C.标本兼治
D.先治标后治本
E.先治本后治标

13.药用五味分阴阳,属阳的是
A.辛、甘、淡
B.酸、苦、咸
C.辛、甘、苦
D.辛、甘、酸
E.辛、咸、淡

14.据《素问·阴阳应象大论》所述"浊阴"在人体内的分布是
A.五脏、下窍、六腑
B.四肢、五脏、六腑
C.六腑、上窍、腠理
D.腠理、四肢、五脏
E.腠理、下窍、五脏

15.《灵枢·百病始生》认为邪中人出现"洒淅喜惊",为邪传舍于
A.经脉
B.络脉
C.冲脉
D.皮肤
E.腧穴

16."太阳病发汗,汗出不解,其人仍发热,心下悸,头眩,身瞤动,振振欲擗地者"主之以
A.桂枝去桂加茯苓白术汤
B.苓桂术甘汤
C.附子汤
D.茯苓甘草汤
E.真武汤

17.根据原文,下列哪一项不属于柴胡桂枝干姜汤证
A.渴而不呕
B.小便不利
C.但头汗出
D.胸胁满微痛
E.烦躁不得眠

18.不属于厥阴病提纲证的是
A.消渴
B.饥而不欲食
C.气上撞心
D.下利不止
E.心中疼热

19.根据原文"蒸蒸发热者"当用的方药是
A.桂枝汤
B.白虎汤
C.调胃承气汤
D.小承气汤
E.栀子豉汤

20.《金匮要略》指出痉病的主脉是
A.脉浮而弦
B.脉浮而缓
C.脉沉而细
D.脉紧而弦
E.脉沉而数

21.《金匮要略》论治血痹"阴阳俱微"的方剂是

A. 薯蓣丸

B. 肾气丸

C. 黄芪桂枝五物汤

D. 天雄散

E. 小建中汤

22. 麻黄杏仁薏苡甘草汤所治湿病的表现是

A. 湿家身烦疼

B. 风湿一身尽疼,发热,日晡所剧者

C. 湿家,身疼发热,面黄而喘,头痛鼻塞而烦,脉大,自能饮食

D. 风湿相搏,身体疼烦,不能自转侧,不呕不渴,脉浮虚而涩

E. 风湿相搏,骨节疼烦掣痛,不得屈伸,近之则痛剧,汗出短气,小便不利,恶风不欲去衣,或身微肿

23. 温病热闭心包证的临床表现是

A. 灼热神昏,皮肤黏膜出血

B. 昏愦不语,汗多气短,脉细无力

C. 身体灼热,昏谵或昏愦,舌蹇肢厥,舌绛鲜泽

D. 身热夜甚,心烦不寐,舌红绛

E. 神昏或表情淡漠,甚则谵语乱言

24. 下列哪一组症状不属于湿温湿遏卫气证的表现

A. 身热不扬,午后较显

B. 头重如裹,身重肢倦

C. 寒热往来,身痛有汗

D. 胸闷脘痞,口不渴饮

E. 苔白腻,脉濡缓

25. 下列药物中,不属"四大怀药"的是

A. 地黄

B. 牛膝

C. 山药

D. 砂仁

E. 菊花

26. 具有发散作用的药味是

A. 酸

B. 苦

C. 甘

D. 辛

E. 咸

27. 表示减毒配伍关系的是

A. 相须,相使

B. 相恶,相反

C. 相畏,相杀

D. 相须,相畏

E. 相恶,相杀

28. 下列各药,入汤剂用法错误的是

A. 滑石布包入汤剂

B. 琥珀入汤剂先煎

C. 钩藤入汤剂后下

D. 雷丸研末冷开水调服

E. 麝香入丸散服

29. 既能治疗风湿痹痛,又能治疗诸骨鲠咽的药物是

A. 五加皮

B. 桑寄生

C. 木瓜

D. 羌活

E. 威灵仙

30. 既可用于热淋、砂淋、石淋,又可用于恶疮肿毒、毒蛇咬伤治疗的药物是

A. 泽泻

B. 冬葵子

C. 车前子

D. 金钱草

E. 猪苓

31. 既治疗肝气郁滞之胁肋作痛,又治疗食积不化的药物是

A. 陈皮

B. 青皮

C. 柴胡

D. 香附

E. 川楝子

32. 既能消食健胃,又能回乳消胀的药物是

A. 神曲

B. 山楂

C. 谷芽

D. 麦芽

E. 鸡内金

33. 既能温经止血、散寒调经,又能安胎的药物是

A. 桑叶

B. 洋金花

C. 蒲黄

D. 艾叶

E. 款冬花

34. 既能活血调经、祛瘀止痛,又能凉血消痈、除烦安神的药物是

A. 丹参

B. 郁金

C. 五灵脂

D. 红花

E. 桃仁

35. 既能养心安神,又能润肠通便的药物是

A. 酸枣仁

B. 柏子仁

C. 远志

D. 龙骨

E. 夜交藤

36. 麝香内服的用量是

A. 0.03 ~ 0.1g

B. 0.3 ~ 0.6g

C. 0.1 ~ 0.2g

D. 0.002 ~ 0.004g

E. 0.001 ~ 0.003g

37. 具有收敛止血、固精止带、制酸止痛、收湿敛疮功效的药物是

A. 瓦楞子

B. 牡蛎

C. 海螵蛸

D. 赤石脂

E. 禹余粮

38. 加减葳蕤汤组成中含有的药物是

A. 白薇、葱白

B. 生葱白、麦冬

C. 细生地、薄荷

D. 淡豆豉、金银花

E. 生葳蕤、干地黄

39. 黄龙汤主治证的病因病机是

A. 阳明腑实,气阴不足

B. 阳明腑实,气血不足

C. 阳明腑实,津液不足

D. 热结里实,气阴不足

E. 热结里实,津液不足

40. 方药配伍寓有"火郁发之"之意的方剂是

A. 清胃散

B. 玉女煎

C. 白虎汤

D. 清营汤

E. 犀角地黄汤

41. 清暑益气汤(《温热经纬》)组成中含有的药物是

A. 人参、麦冬

B. 荷梗、黄连

C. 连翘、竹叶

D. 知母、党参

E. 天冬、西洋参

42. 小建中汤的君药是
    A. 白芍
    B. 饴糖
    C. 桂枝
    D. 生姜
    E. 大枣

43. 四逆汤主治证的病位是
    A. 心、肾
    B. 肝、肾
    C. 脾、肺
    D. 心、肝
    E. 脾、胃

44. 下列病证,不宜使用固涩剂治疗的是
    A. 血热崩漏
    B. 肺虚久咳
    C. 肾虚遗泄
    D. 小便失禁
    E. 崩漏带下

45. 下列对开窍剂使用注意事项的描述中,错误的是
    A. 中病即止
    B. 孕妇慎用
    C. 多加热煎煮
    D. 辨明闭证、脱证
    E. 辨明病性属寒、属热

46. 枳实薤白桂枝汤组成中含有的药物是
    A. 枳实、生姜

B. 厚朴、大枣
C. 枳实、大枣
D. 厚朴、瓜蒌
E. 半夏、瓜蒌

47. 槐花散组成中含有的药物是
    A. 枳实
    B. 陈皮
    C. 地榆
    D. 生地黄
    E. 荆芥穗

48. 大定风珠中的"三甲"是
    A. 生龟甲、生鳖甲、煅牡蛎
    B. 生龟甲、生鳖甲、生牡蛎
    C. 生龟甲、生牡蛎、生龙骨
    D. 生鳖甲、炮山甲、生龟甲
    E. 生龙骨、生龙齿、生龟甲

49. 方药配伍寓有"金水相生"之意的方剂是
    A. 百合固金汤
    B. 参苓白术散
    C. 六味地黄丸
    D. 一贯煎
    E. 归脾汤

50. 当归拈痛汤属于
    A. 补益剂
    B. 理血剂
    C. 治燥剂
    D. 祛湿剂
    E. 泻下剂

二、B1 型题

答题说明

以下提供若干组考题，每组考题共用在考题前列出的 A、B、C、D、E 五个备选答案。请从中选择一个与问题关系最密切的答案。某个备选答案可能被选择一次、多次或不被选择。

（51～52 题共用备选答案）
 A.上午
 B.下午
 C.中午
 D.前半夜
 E.后半夜

51.属于阳中之阳的时间是

52.属于阴中之阴的时间是

（53～54 题共用备选答案）
 A.脾
 B.心
 C.肝
 D.肾
 E.肺

53.被称为"水之上源"的脏是

54.与血和津液生成关系最密切的脏是

（55～56 题共用备选答案）
 A.心
 B.肺
 C.脾
 D.肾
 E.肝

55."朝百脉"的脏是

56."主藏血"的脏是

（57～58 题共用备选答案）
 A.气的温煦作用
 B.气的防御作用
 C.气的推动作用
 D.气的气化作用
 E.气的固摄作用

57.饮食物化为气、血、津液等所依赖的是

58.人体的正常生长发育过程所依赖的是

（59～60 题共用备选答案）
 A.真寒假热证
 B.真热假寒证
 C.虚寒证
 D.虚热证
 E.阴阳两虚证

59.阴盛格阳证属于

60.阳盛格阴证属于

（61～62 题共用备选答案）
 A.七岁
 B.二七
 C.三七
 D.五七
 E.七七

61.《素问·上古天真论》中，"阳明脉衰，面始焦，发始堕"的年龄是

62.《素问·上古天真论》中，"任脉虚，太冲脉衰少，天癸竭，地道不通，形坏而无子"的年龄是

（63～64 题共用备选答案）
 A.风
 B.寒
 C.湿
 D.火
 E.热

63.诸病有声，鼓之如鼓，皆属于

64.诸病胕肿，疼酸惊骇，皆属于

(65～66题共用备选答案)

A. 可汗而已

B. 可吐而已

C. 可温而已

D. 可泄而已

E. 可和而已

65. "不两感于寒"的伤寒,其治疗法则为,未满三日者

66. "不两感于寒"的伤寒,其治疗法则为,已满三日者

(67～68题共用备选答案)

A. 太阳中风,脉浮紧,发热恶寒,身疼痛,不汗出而烦躁

B. 发汗吐下后,虚烦不得眠,心中懊恼

C. 伤寒二三日,心中悸而烦

D. 下之后,膈内拒痛,短气躁烦,心中懊恼,心下硬

E. 阳明病下之,心中懊恼而烦,胃中有燥屎

67. 大青龙汤主治

68. 小建中汤主治

(69～70题共用备选答案)

A. 关节疼痛不可屈伸

B. 诸肢节疼痛,身体尪羸,脚肿如脱,头眩短气,温温欲吐

C. 虚劳腰痛,少腹拘急,小便不利

D. 外证身体不仁,肌肤不觉痛痒

E. 喘息咳唾,胸背痛,短气

69. 乌头汤主治

70. 桂枝芍药知母汤主治

(71～72题共用备选答案)

A. 枳实薤白桂枝汤

B. 乌头赤石脂丸

C. 栝蒌薤白半夏汤

D. 栝蒌薤白白酒汤

E. 薏苡附子散

71.《金匮要略》论治"胸痹缓急者",用

72.《金匮要略》论治"心痛彻背,背痛彻心者",用

(73～74题共用备选答案)

A. 身热不扬

B. 身热汗出不解

C. 恶寒发热无汗

D. 寒热往来

E. 壮热无汗

73. 三仁汤所治的发热为

74. 雷氏宣透膜原法所治的发热为

(75～76题共用备选答案)

A. 阳明热盛,引动肝风

B. 湿与热结,滞于经脉筋隧

C. 心阴心气不足,里热内陷

D. 邪伏日久,肺胃阴液不足

E. 肾阴损伤,水不涵木

75. 温病,热盛动风主要因为

76. 温病,虚风内动主要因为

(77～78题共用备选答案)

A. 发散

B. 缓急

C. 收敛

D. 泄降

E. 软坚

77. 甘味药物具有的功能是

78. 酸味药物具有的功能是

(79～80题共用备选答案)

A. 石膏

B. 夏枯草

C. 芦根

D. 栀子

E. 知母

79. 用于治疗温热病气分证和疮疡不敛的药物是

80. 用于治疗痰火郁结所致瘰疬、瘿瘤的药物是

（81～82题共用备选答案）

A. 退虚热,凉血,解暑,截疟

B. 退虚热,除疳热,清湿热

C. 清虚热,除疳热

D. 清热燥湿,泻火解毒,退虚热

E. 和解退热,疏肝解郁,升举阳气

81. 银柴胡具有的功效是

82. 胡黄连具有的功效是

（83～84题共用备选答案）

A. 燥湿健脾,祛风散寒

B. 化湿,解暑,止呕

C. 燥湿温中,除痰截疟

D. 化湿开胃,温中止泻,理气安胎

E. 化湿行气,止呕

83. 草果具有的功效是

84. 砂仁具有的功效是

（85～86题共用备选答案）

A. 通阳散结,行气导滞

B. 散寒通阳,解毒散结,调经止痛

C. 通阳散结,疏肝解郁,宽中化痰

D. 通阳散结,燥湿化痰

E. 疏肝解郁,调经止痛,理气调中

85. 薤白具有的功效是

86. 香附具有的功效是

（87～88题共用备选答案）

A. 大补元气

B. 接续筋骨

C. 补益肺肾

D. 补脾益肾

E. 补脾养心

87. 补骨脂具有的功效是

88. 莲子具有的功效是

（89～90题共用备选答案）

A. 胃热阴虚

B. 肺热喘咳

C. 肝火犯胃

D. 心经火热

E. 肝胆实火

89. 泻白散的主治病证是

90. 导赤散的主治病证是

（91～92题共用备选答案）

A. 麻黄、桂枝

B. 麻黄、细辛

C. 桂枝、细辛

D. 干姜、细辛

E. 干姜、半夏

91. 小青龙汤中主要发挥发汗解表作用的药物是

92. 小青龙汤中主要发挥温肺化饮作用的药物是

（93～94题共用备选答案）

A. 清燥救肺汤

B. 百合固金汤

C. 炙甘草汤

D. 归脾汤

E. 生脉散

93. 治疗气阴两虚之虚劳肺痿,首选的方剂是

94. 治疗阴阳气血之心动悸、脉结代,首选的方剂是

（95～96题共用备选答案）

A. 理中丸

B. 四神丸

C. 四君子汤

D. 补中益气汤

E. 真人养脏汤

95. 治疗脾肾虚寒之久泻久痢,宜选用

96. 脾肾阳虚之五更泄泻宜选用

(97～98 题共用备选答案)

A. 苇茎汤

B. 十枣汤

C. 小陷胸汤

D. 炙甘草汤

E. 枳实薤白桂枝汤

97. 可用于治疗胸痹的方剂是

98. 可用于治疗肺痈的方剂是

(99～100 题共用备选答案)

A. 麻黄汤

B. 杏苏散

C. 桑杏汤

D. 桑菊饮

E. 银翘散

99. 风温初起、津伤不甚者,治宜选用

100. 外感温燥、津伤较甚者,治宜选用

一、A1 型题

答题说明

以下每一道考题下面有 A、B、C、D、E 五个备选答案。请从中选择一个最佳答案。

1.潮热,热势较高,每于下午3~5时热甚,称为
   A.湿温潮热
   B.日晡潮热
   C.阴虚潮热
   D.骨蒸潮热
   E.气虚潮热

2.疼痛伴有沉重之感,属于
   A.湿邪困阻
   B.火邪窜络
   C.寒邪凝滞
   D.瘀血阻滞
   E.气机阻滞

3.正气不足,精气轻度损伤,脏腑功能减弱者,属于
   A.失神
   B.得神
   C.神乱
   D.少神
   E.假神

4.病人目胞色黑而晦暗者,属于
   A.肝胆失疏
   B.湿热内蕴
   C.血虚
   D.血虚失血
   E.肾虚

5.舌淡白光莹,舌体瘦薄,属于
   A.久病阴虚火旺
   B.气血两亏
   C.阴寒内盛
   D.风寒表证初期
   E.阳虚水湿内停

6.咳嗽声重沉闷多属
   A.脾虚
   B.寒湿
   C.燥热
   D.风寒
   E.肺气虚

7.气血大虚、阳气衰微者,其脉象是
   A.散脉
   B.短脉
   C.微脉
   D.弱脉
   E.代脉

8.病人恶寒重发热轻,头身疼痛,无汗,脉浮紧,此为
   A.表实热证
   B.表实寒证
   C.里实热证
   D.里实寒证
   E.表里实寒证

9.以气短神疲,自汗,大便、小便、经血、精液、胎元等不固为主要表现的证候是
   A.气陷证
   B.气逆证
   C.气脱证
   D.气不固证
   E.气虚证

10.儿童生长发育迟缓,身材矮小,囟门迟闭,智力低下,骨骼痿软,舌淡脉弱,属
   A.肾阳虚证
   B.肾虚水泛证
   C.肾精不足证

D. 肾阴虚证

E. 肾气不固证

11. 以下哪项不是胃热炽盛证的临床表现
   A. 呕吐酸馊
   B. 胃脘灼痛
   C. 渴喜冷饮
   D. 消谷善饥
   E. 大便秘结

12. 身大热,汗大出,大渴引饮,面赤气粗,苔黄燥脉洪大,属
   A. 少阳热化证
   B. 阳明经证
   C. 阳明腑证
   D. 少阳病证
   E. 太阳病证

13. 痛处游走不定,或走窜攻痛,属于
   A. 走窜痛
   B. 绞痛
   C. 掣痛
   D. 空痛
   E. 重痛

14. 睡后易醒,不得再睡,属于
   A. 营血亏虚,心神失养
   B. 阴虚火旺,内扰心神
   C. 痰热上扰,心神不安
   D. 食滞内停,内扰心神
   E. 痰湿上蒙清窍

15. 风痰阻络的舌象是
   A. 胖舌
   B. 瘦舌
   C. 点刺舌
   D. 嫩舌
   E. 强硬舌

16. 小儿指纹透关射甲,提示
   A. 病情轻浅
   B. 病位较深
   C. 邪入脏腑
   D. 邪深病重
   E. 病多凶险

17. 下列哪项不是咯血的常见病因
   A. 肺结核
   B. 肺炎
   C. 支气管内膜结核
   D. 风湿性心脏病二尖瓣狭窄
   E. 支气管哮喘

18. 咳嗽气短、咳粉红色泡沫痰,最可能的疾病是
   A. 支气管扩张症
   B. 急性左心衰竭
   C. 急性支气管炎
   D. 大叶性肺炎
   E. 肺结核

19. 问诊的内容不包括
   A. 主诉
   B. 一般项目
   C. 工作环境
   D. 性生活情况
   E. 学历情况

20. 胸骨中上段后方疼痛、向左肩部放射,最可能的疾病是
   A. 胸膜疾病
   B. 心绞痛
   C. 肋间神经病变
   D. 食管炎症
   E. 消化性溃疡

21. 发热,每天体温最高40℃,最低39℃,其热型属于

A. 波状热

B. 稽留热

C. 弛张热

D. 不规则热

E. 间歇热

22. 心尖部触及舒张期震颤,提示

    A. 主动脉瓣狭窄

    B. 肺动脉瓣狭窄

    C. 室间隔缺损

    D. 二尖瓣狭窄

    E. 二尖瓣关闭不全

23. 颈静脉怒张不会出现于

    A. 左心功能不全

    B. 右心功能不全

    C. 缩窄性心包炎

    D. 上腔静脉梗阻

    E. 心包积液

24. 移动性浊音阳性时,说明腹水在多少毫升以上

    A. 100mL

    B. 3000mL

    C. 500mL

    D. 700mL

    E. 1000mL

25. 二尖瓣关闭不全杂音的传导方向是

    A. 向胸骨上窝传导

    B. 向背部传导

    C. 向左腋下传导

    D. 向胸骨下传导

    E. 向颈部传导

26. 腰椎间盘脱出所致的坐骨神经痛患者,下列哪种检查呈阳性表现

    A. 凯尔尼格征

    B. 戈登征

C. 查多克征

D. 拉塞征

E. 霍夫曼征

27. 胸骨左缘第3、4肋间舒张期叹息样杂音,叩诊心界向左下扩大,其心脏浊音界外形为

    A. 梨形

    B. 球形

    C. 烧瓶状

    D. 靴形

    E. 水滴状

28. 糖皮质激素增高见于

    A. Addison 病

    B. Cushing 综合征

    C. 垂体前叶功能减退

    D. 原发性醛固酮增多症

    E. 肝肾综合征

29. 类风湿关节炎不会出现的是

    A. 关节强直

    B. 梭形关节

    C. 关节红肿

    D. 手指呈爪样

    E. 关节疼痛

30. 下列哪项是心肌梗死的损伤型心电图改变

    A. R 波电压降低

    B. 异常 Q 波

    C. T 波直立高耸

    D. ST 段抬高

    E. T 波呈对称性

31. 反映左、右心房除极过程电位和时间变化的是

    A. P 波

    B. PR 段

    C. QRS 波群

    D. ST 段

E. T波

32. 支气管肺炎的基本病变是
    A. 渗出
    B. 增殖
    C. 纤维化
    D. 钙化
    E. 肺水肿

33. 多尿是指24 小时尿量大于
    A. 1000mL
    B. 1500mL
    C. 2000mL
    D. 2500mL
    E. 3000mL

34. 对提高机体免疫力、预防传染病起关键作用的是
    A. 加强营养
    B. 锻炼身体
    C. 注射丙种球蛋白
    D. 预防接种
    E. 预防服药

35. 肾综合征出血热的"三痛"是指
    A. 头痛、全身痛和腰痛
    B. 头痛、关节痛和腰痛
    C. 头痛、腓肠肌痛和腰痛
    D. 头痛、眼眶痛和腰痛
    E. 头痛、腹痛和腰痛

36. 鉴别细菌性痢疾和阿米巴痢疾,最可靠的依据是
    A. 潜伏期的长短
    B. 毒血症状的轻重
    C. 大便常规红白细胞的多少
    D. 大便检出病原体
    E. 抗生素治疗是否有效

37. 暴发型流脑脑膜脑炎型对症治疗的关键是
    A. 退热、止痉
    B. 脱水以降低颅内压
    C. 补充血容量
    D. 吸氧
    E. 使用糖皮质激素

38. 下列选项不属于传染源的是
    A. 易感者
    B. 病原携带者
    C. 患者
    D. 隐性感染者
    E. 受感染的动物

39. "余音绕梁,三日不绝",这是对下列哪一心理现象的描写
    A. 视觉现象
    B. 听觉现象
    C. 形象思维
    D. 感觉记忆
    E. 抽象思维

40. 以下关于心理应激的说法,错误的是
    A. 应激源是心理社会因素
    B. 对工作肯定会产生不良影响
    C. 可产生心理反应
    D. 可危及个人的健康
    E. 可产生生理反应

41. 培养儿童自制力的关键时期是
    A. 2~3 岁
    B. 5~7 岁
    C. 学龄前期
    D. 学龄中期
    E. 学龄后期

42. 下列选项中,属于中外医学史上共同的医德思想的是
    A. 为医目的——生活为务

B. 为医原则——医乃仁术

C. 医德基础——凭借技术

D. 医德规范——各种层次

E. 价值观念——重利轻义

43. 属于医学伦理学尊重原则内容之一的是

A. 尊重病人的人格

B. 尊重病人的生活

C. 公平分配卫生资源

D. 保护病人的申述权

E. 保护病人的私人权

44. 医疗伤害之一指的是

A. 技术性人为伤害

B. 技术性、行为性、经济性伤害

C. 技术性人身伤害

D. 技术性行为伤害

E. 技术性经济伤害

45. 人们使用过的人体实验类型不包括

A. 志愿实验

B. 自体实验

C. 安慰实验

D. 欺骗实验

E. 强迫实验

46. 危害公共卫生罪是依据哪部法律定罪的

A.《中华人民共和国宪法》

B.《中华人民共和国刑法》

C.《中华人民共和国传染病防治法》

D.《中华人民共和国食品卫生法》

E.《中华人民共和国执业医师法》

47. 行为人实施违反刑事法律的行为必须承担的法律责任称为

A. 危害行为

B. 行政行为

C. 民事责任

D. 行政责任

E. 刑事责任

48. 以下哪项不属于在突发事件应急工作中必须遵循和贯彻的原则

A. 统一领导、分级负责

B. 反应及时、措施果断

C. 依靠科学

D. 最大限度降低经济损失

E. 加强合作

49. 下列属于假药的是

A. 改变剂型或改变给药途径的药品

B. 擅自添加着色剂、防腐剂、香料、矫味剂及辅料的

C. 超过有效期的

D. 以非药品冒充药品或者以他种药品冒充此种药品的

E. 更改生产批号的

50. 下列哪种情况引起的腹水性质为渗出液

A. 结核性腹膜炎

B. 肝硬化

C. 心功能不全

D. 肾病综合征

E. 重度营养不良

二、B1 型题

答题说明

以下提供若干组考题，每组考题共用在考题前列出的 A、B、C、D、E 五个备选答案。请从中选择一个与问题关系最密切的答案。某个备选答案可能被选择一次、多次或不被选择。

（51~52 题共用备选答案）

A. 脾肾阳虚

B. 寒湿下注

C. 脾肾气虚

D. 湿热下注

E. 寒凝血瘀

51. 带下色黄、质稠、气味臭秽,此属

52. 白带中混有血液,赤白杂见,此属

(53~54题共用备选答案)

A. 食滞胃肠

B. 脾肾虚衰

C. 肝郁脾虚

D. 肠道湿热

E. 脾虚气陷

53. 肛门气坠者多属于

54. 大便失禁者多属于

(55~56题共用备选答案)

A. 瘀血内停

B. 邪热亢盛

C. 气血不足

D. 阴虚火旺

E. 脾胃湿热

55. 舌嫩色淡白的主证是

56. 舌瘦薄色淡白的主证是

(57~58题共用备选答案)

A. 痰湿阻肺

B. 热邪犯肺

C. 肺气虚损

D. 燥邪犯肺

E. 阴虚肺燥

57. 咳声不扬,痰稠色黄,不易咳出,属

58. 咳声轻清低微者,属

(59~60题共用备选答案)

A. 釜沸脉

B. 鱼翔脉

C. 弹石脉

D. 解索脉

E. 雀啄脉

59. 在真脏脉中,主三阳热极,阴液枯竭之候的脉象是

60. 在真脏脉中,主三阴寒极,亡阳于外,虚阳浮越之候的脉象是

(61~62题共用备选答案)

A. 风淫证

B. 寒淫证

C. 暑淫证

D. 湿淫证

E. 燥淫证

61. 头昏沉如裹,嗜睡,身体困重,胸闷脘痞,口腻不渴,纳呆恶心,苔腻脉滑。此为

62. 恶寒重,或伴发热,无汗,头身疼痛,鼻塞流涕,脉浮紧。此为

(63~64题共用备选答案)

A. 悲恐证

B. 惊证

C. 喜证

D. 怒证

E. 忧思证

63. 善悲喜哭,精神萎靡,面色惨淡,或胆怯易惊,恐惧不安,心悸失眠,属于

64. 情志抑郁,忧愁不乐,表情淡漠,胸闷胁胀,善太息,失眠多梦,头晕健忘,纳谷不馨,属于

(65~66题共用备选答案)

A. 胃阴虚证

B. 胃热炽盛证

C. 胃气虚证

D. 胃阳虚证

E. 寒饮停胃证

65. 以胃脘嘈杂,饥不欲食,脘腹痞胀、灼痛为主要表现的证候是

66. 以胃脘冷痛,喜温喜按,畏冷肢凉为主要表现的证候是

(67 ~ 68 题共用备选答案)

A. 结核病

B. 急性喉炎

C. 疟疾

D. 败血症

E. 大叶性肺炎

67. 稽留热常见于

68. 弛张热常见于

(69 ~ 70 题共用备选答案)

A. 瞳孔扩大

B. 瞳孔缩小

C. 两瞳孔大小不等

D. 瞳孔形状不规则

E. 瞳孔呈白色

69. 有机磷农药中毒可见

70. 阿托品中毒可见

(71 ~ 72 题共用备选答案)

A. 过清音

B. 浊音

C. 实音

D. 鼓音

E. 清音

71. 胸腔积液部位的叩诊音是

72. 结核空洞部位的叩诊音是

(73 ~ 74 题共用备选答案)

A. 肠鸣音亢进

B. 腹部血管杂音

C. 振水音阳性

D. 液波震颤阳性

E. 肠鸣音消失

73. 机械性肠梗阻早期可闻及

74. 急性腹膜炎多见

(75 ~ 76 题共用备选答案)

A. 一过性尿糖阳性

B. 病理性血糖升高

C. 生理性血糖升高

D. 病理性血糖降低

E. 生理性血糖降低

75. 胰岛 B 细胞瘤

76. 糖尿病

(77 ~ 78 题共用备选答案)

A. 第 1 心音分裂

B. 第 2 心音分裂

C. 第 1 心音减弱

D. 第 2 心音减弱

E. 舒张期奔马律

77. 肺动脉高压时可出现

78. 左心室功能低下时可出现

(79 ~ 80 题共用备选答案)

A. 脓血便

B. 鲜血便

C. 柏油样便

D. 白陶土样便

E. 稀糊状便

79. 上消化道出血可见

80. 肛裂可见

(81 ~ 82 题共用备选答案)

A. < 40 次/分

B. 40 ~ 60 次/分

C. 70 ~ 80 次/分

D. 80 ~ 100 次/分

E. > 100 次/分

81. 三度房室传导阻滞,心室起搏点在房室束分叉以上,心室率多为

82. 三度房室传导阻滞,心室起搏点在房室束分叉以下,心室率多为

(83 ~ 84 题共用备选答案)

A. 病原体被消灭或排出体外

B. 病原体携带状态

C. 隐性感染

D. 潜伏性感染

E. 显性感染

83. 人体与病原体处于相持状态,不出现临床症状,不排出病原体的是

84. 感染病原体后不出现临床表现,但产生了特异性免疫的是

(85~86 题共用备选答案)

A. 飞沫传播

B. 水、食物、苍蝇传播

C. 吸血节肢动物传播

D. 血液、体液、血液制品传播

E. 土壤传播

85. 霍乱主要经

86. 流脑主要经

(87~88 题共用备选答案)

A. 高热、瘀点、休克、呼吸衰竭

B. 高热、惊厥、休克、呼吸衰竭

C. 头痛、腰痛、眼眶痛

D. 心悸、气促、相对缓脉

E. 发热、皮疹、脾大

87. 暴发型流行性脑脊髓膜炎的临床特点是

88. 伤寒的临床特点是

(89~90 题共用备选答案)

A. 躯体性应激源

B. 职业性应激源

C. 社会性应激原

D. 文化性应激源

E. 心理性应激源

89. 个体的强烈需求或过高的期望属于

90. 语言、风俗习惯的改变属于

(91~92 题共用备选答案)

A. 注意的稳定性

B. 注意的转移

C. 注意的分配

D. 注意的广度

E. 注意的品质

91. 在一定时间内,注意保持在某项活动上的特性为

92. 同时进行两种或几种活动时,把注意力指向不同的对象为

(93~94 题共用备选答案)

A. "若有疾厄来求救者,不得问其贵贱贫富,长幼妍媸,怨亲善友,华夷愚智,普同一等"的作者

B. "凡我所见所闻,无论有无业务关系,我认为应守秘密者,我愿保守秘密"的作者

C. "上以疗君亲之疾,下以救贫贱之厄,中以保身长全"的作者

D. "诸医所治垂愈,小臣适当其愈"的作者

E. "夫医者,非仁爱之士不可托也,非聪明达理不可任也,非廉洁淳良不可信也"的作者

93. 杨泉是

94. 张仲景是

(95~96 题共用备选答案)

A. 一位患者鼻出血被送到医院,因其将鼻血吞咽刺激胃引起呕吐,喷了接诊大夫一身,大夫顾不得脏,出于责任心马上给患者做了处理

B. 某医院定期举行纠错座谈会,坦诚交代自己误诊误治的情况并互相交流

C. 医生向患者承诺对其隐私保密,使患者无所顾忌地说出全部病情信息

D. 某医院常针对患者意见加强医德医风建设,向住院患者做出改善服务的承诺

E. 在患者及其家属的一再恳求下,某手术组决定为一高龄患者做肝移植,但术前必须先做公证

95. 体现医德情感作用的是

96. 体现医德良心作用的是

(97~98题共用备选答案)

A. 传染性非典型肺炎、肺炭疽

B. 鼠疫、霍乱

C. 流行性感冒、麻风病

D. 流行性乙型脑炎、风疹

E. 传染性非典型肺炎、流行性感冒

97. 丙类传染病是

98. 甲类传染病是

(99~100题共用备选答案)

A. 1日

B. 2日

C. 3日

D. 5日

E. 7日

99. 处方一般不得超几日用量

100. 急诊处方一般不得超几日用量

一、A2 型题

答题说明

以下每一道考题下面有 A、B、C、D、E 五个备选答案。请从中选择一个最佳答案。

---

1. 患者,男,35 岁。咳嗽少痰,黏稠难出,痰中带血丝,鼻燥咽干,恶风发热,舌质红少津,脉浮数。应辨证为
   A. 阴虚感冒
   B. 风燥咳嗽
   C. 肺痈初起
   D. 风热咳嗽
   E. 痰热咳嗽

2. 患者,女,25 岁。咳嗽少痰,鼻干咽燥,喉痒时连声作呛,头痛微寒,身热,舌苔薄黄。其治法为
   A. 养阴清肺,化痰止咳
   B. 散寒宣肺,润燥止咳
   C. 疏风清肺,润燥止咳
   D. 清润肺燥,化痰止咳
   E. 清热肃肺,豁痰止咳

3. 患者,男,40 岁。发作性喘息 6 年,复发 1 天就诊。查体:T 38.1℃,BP 150/80mmHg,呼吸急促,咽红(+)。双肺布满哮鸣音。WBC 6.3×10^9/L, N 78%。最可能的诊断是
   A. 急性咽喉炎
   B. 急性左心衰竭
   C. 原发性支气管肺癌
   D. 支气管哮喘急性发作
   E. 慢性喘息性支气管炎急发

4. 患者,男,58 岁。喘咳胸满,但坐不得卧,痰涎壅盛,喉如拽锯,咯痰黏腻难出,苔厚浊,脉滑实。治宜
   A. 温肺散寒,化痰平喘
   B. 清热宣肺,化痰定喘
   C. 清热肃肺,化痰降逆

   D. 涤痰利窍,降气平喘
   E. 温阳补虚,降气化痰

5. 患者,男,35 岁。近 2 日来恶寒发热,咳嗽痰少而黏,胸痛,咳时尤甚,呼吸不利,苔薄黄,脉浮滑而数。应诊断为
   A. 风热感冒
   B. 燥热咳嗽
   C. 风热咳嗽
   D. 肺痈初期
   E. 肺痿初期

6. 患者,男,40 岁。半月前开始畏寒、发热,每天体温高达 39~40℃,咳嗽,咳少量脓性痰。近 4 天来突然咳大量臭脓痰,每日约 300mL,痰中带血。查体:右下肺叩诊呈浊音,闻及支气管呼吸音,血白细胞 20×10^9/L,中性粒细胞 0.90。最可能的诊断是
   A. 葡萄球菌肺炎
   B. 克雷伯杆菌肺炎
   C. 急性肺脓肿
   D. 肺结核
   E. 阻塞性肺炎

7. 患者,男,25 岁。咳嗽,咯血,潮热颧红,自汗盗汗,面白神疲,气短声怯,食欲不振,舌尖红苔薄白,脉细数无力。应辨证为
   A. 阴虚肺燥
   B. 阴阳两虚
   C. 气阴两虚
   D. 阴虚火旺
   E. 肺脾气虚

8. 患者,女,29 岁。咳逆,喘息气粗,目胀睛突,胸满,烦躁,身热,微恶寒,口渴欲饮。治

宜选用

A. 小青龙加石膏汤

B. 三子养亲汤

C. 厚朴麻黄汤

D. 苏子降气汤

E. 越婢加半夏汤

9. 患者,男,67岁。咳嗽、咳痰20年,加重伴气短1周。查体:T 36.8℃,双肺呼吸音减弱,语音震颤减弱,叩诊呈过清音。最可能的诊断是

A. 气胸

B. 心力衰竭

C. 慢性阻塞性肺疾病

D. 支气管扩张

E. 支气管哮喘

10. 患者,男,35岁。阵发性心悸3年,发作时按摩颈动脉窦心悸可突然终止。发作时心电图示心室率190次/分,逆行P波,QRS波群形态与时限正常。最可能的诊断是

A. 心房颤动

B. 窦性心动过速

C. 房性期前收缩

D. 阵发性室性心动过速

E. 阵发性室上性心动过速

11. 患者,女,26岁。近2月来因工作压力较大,精神紧张,夜间经常失眠,入睡困难,入睡后易惊醒,心烦不安,心悸,头晕健忘,偶有耳鸣,腰酸,口干咽燥,舌质红,脉细数。治疗宜用

A. 归脾汤

B. 交泰丸

C. 丹栀逍遥丸

D. 黄连阿胶汤

E. 安神定志丸

12. 患者,女,75岁。平素性情急躁,每因情志

刺激诱发病病发作,发则昏仆不省人事,伴有四肢抽动,口吐涎沫,口苦咽干,尿赤便干,舌暗红,苔黄腻,脉弦滑数。其中医辨证是

A. 肝火内郁

B. 心火扰动

C. 风痰扰动

D. 痰火内盛

E. 肝风内动

13. 患者,男,68岁。持续胸痛2小时,既往体健。查体:BP 110/65mmHg,双肺呼吸音清,心率94次/分,心音低钝,$A_2 > P_2$,心电图示 $V_1 \sim V_6$ 导联ST段弓背向上抬高0.3~0.5mV,Ⅱ、Ⅲ和aVF导联ST段水平压低0.3~0.5mV。实验室检查:血清肌钙蛋白Ⅰ水平正常。最可能的诊断是

A. 急性心肌梗死

B. 肺血栓栓塞

C. 不稳定型心绞痛

D. 急性心包炎

E. 急性心肌炎

14. 患者,女,56岁。表情呆滞,智力衰退,喃喃自语,呆若木鸡,脘腹胀痛,痞满不适,头重如裹,口多涎沫,不思饮食,舌质淡,苔白腻,脉滑。其治法是

A. 豁痰开窍,健脾化浊

B. 清热泻火,化痰开窍

C. 豁痰化瘀,调畅气血

D. 理气解郁,化痰醒神

E. 清心泻火,涤痰醒神

15. 患者,女,38岁。精神抑郁,表情淡漠,神志痴呆,语无伦次,不思饮食,舌苔腻,脉弦滑。应辨证为

A. 肝气郁结

B. 痰气郁结

C. 痰火上扰

D. 风痰闭阻

E. 痰浊壅塞

16. 患者,女,25 岁。因产后大出血,突然昏厥,面色苍白,口唇无华,四肢震颤,自汗肢冷,目陷口张,呼吸微弱,舌质淡,脉芤。治疗应首选

A. 五磨饮子

B. 通瘀煎

C. 导痰汤

D. 独参汤

E. 通关散

17. 患者,男,35 岁。上腹痛 2 天,呕吐,腹胀,血淀粉酶 750U,血压 80/50mmHg,脉搏 120 次/分。最可能的诊断是

A. 急性肾损伤

B. 急性胰腺炎

C. 急性心肌梗死

D. 急性胃炎

E. 急性肝炎

18. 患者吞咽梗阻,胸膈痞满,情志舒畅时稍可减轻,情志抑郁时则加重,嗳气呃逆,呕吐痰涎,口干咽燥,大便艰涩,舌质红,苔薄腻,脉弦滑。治疗应首选

A. 沙参麦冬汤

B. 柴胡疏肝散

C. 启膈散

D. 旋覆代赭汤

E. 香苏散

19. 患者泄泻腹痛,泻而不爽,粪黄褐而臭,肛门灼热,烦渴口渴,小便黄,舌苔黄腻,脉濡数。辨证为

A. 湿热泄泻

B. 肾虚泄泻

C. 脾虚泄泻

D. 寒湿泄泻

E. 食滞泄泻

20. 患者,女,33 岁。症见突然呕吐,胸脘满闷,兼有恶寒发热,头身疼痛,舌苔白腻,脉濡缓。治疗应首选

A. 二陈汤

B. 小青龙汤

C. 香苏散

D. 小半夏汤

E. 藿香正气散

21. 患者,女,47 岁。近 4 天来呃逆连声,常因情志不畅而诱发,胸胁满闷,脘腹胀满,嗳气纳减,肠鸣矢气,苔薄白,脉弦。治疗应首选

A. 五磨饮子

B. 玉女煎

C. 柴胡疏肝散

D. 一贯煎

E. 理中丸

22. 患者,女,51 岁。自述有便意,但临厕之时努挣乏力,挣后汗出短气,而大便并不干硬,面色㿠白,舌淡嫩,苔薄,脉虚。治疗应首选

A. 六磨汤

B. 济川煎

C. 黄芪汤

D. 润肠汤

E. 五仁丸

23. 患者痢下赤白黏冻,白多赤少,腹痛,里急后重,饮食乏味,胃脘饱闷,头身困重,舌质淡,苔白腻,脉濡缓。其辨证是

A. 虚寒痢

B. 寒湿痢

C. 休息痢

D. 噤口痢

E. 疫毒痢

24. 患者,女,26 岁。心下痞满而不痛,干呕,肠鸣下利,舌苔薄黄而腻,脉弦数。治宜选用
    A. 小陷胸汤
    B. 半夏泻心汤
    C. 血府逐瘀汤
    D. 枳实薤白桂枝汤
    E. 复元活血汤

25. 患者,男,55 岁。受外伤后两胁刺痛。两胁肋疼痛尤剧,痛处固定,皮肤见瘀斑,面色晦暗,表情痛苦,舌紫暗,脉沉弦。治疗应首选
    A. 大建中汤
    B. 旋覆花汤
    C. 复元活血汤
    D. 身痛逐瘀汤
    E. 鳖甲煎丸

26. 患者,男,18 岁。近日天气炎热,调摄不慎,症见头痛而胀,发热恶风,面红目赤,口渴欲饮,便秘溲黄,舌质红,苔黄,脉浮数。治疗应首选
    A. 天麻钩藤饮
    B. 川芎茶调散
    C. 羌活胜湿汤
    D. 芎芷石膏汤
    E. 大补元煎

27. 患者,男,71 岁。乘长途车 2 小时后发现右侧肢体无力。查体:BP 180/100mmHg,右侧肢体肌力 1 级,右侧 Babinski 征(+),右侧肢体痛觉、深感觉消失。头颅 CT 示左侧基底节见高密度影。最可能的诊断是
    A. 基底节梗死
    B. 脑叶梗死
    C. 脑栓塞
    D. 小脑出血
    E. 脑出血

28. 患者,女,68 岁。高血压病史 5 年。药物治疗后血压波动于 140 ~ 170/50 ~ 80mmHg。既往糖尿病病史。该患者的收缩压控制目标应低于
    A. 140mmHg
    B. 130mmHg
    C. 125mmHg
    D. 120mmHg
    E. 110mmHg

29. 患者腹大胀满,按之如囊裹水,胸脘胀闷,得热稍舒,精神困倦,怯寒懒动,大便稀溏,小便短少,舌苔白腻,脉缓。治疗应首选
    A. 柴胡疏肝散
    B. 胃苓汤
    C. 中满分消丸
    D. 调营饮
    E. 实脾饮

30. 患者,女,50 岁。症见积块坚硬,疼痛渐重,面色黧黑,肌肉瘦削,饮食锐减,舌淡紫,无苔,脉弦细。其治法为
    A. 理气活血,软坚散结
    B. 通滞去积,活血化瘀
    C. 理气活血,通络消积
    D. 大补气血,活血化瘀
    E. 理气活血,祛瘀软坚

31. 患者颈前喉结两旁结块肿大,质软不痛,颈部觉胀,胸闷,喜太息,病情常随情志波动,苔薄白脉弦。治宜选用
    A. 丹栀逍遥散
    B. 柴胡疏肝散
    C. 六磨汤
    D. 四海舒郁丸
    E. 海藻玉壶汤

32. 患者,男,34 岁。近日腹胀,时有如条状物聚起在腹部,按之则胀痛更甚,纳食减退,

大便秘结,舌苔腻,脉弦滑。诊断为

A. 食滞痰阻型聚证

B. 肝气夹痰型聚证

C. 肝气郁结型聚证

D. 气滞血瘀型积证

E. 瘀血内结型积证

33. 患者,男,47 岁。水肿 6 个月。查体:BP 120/70mmHg。尿蛋白定量 2.5g/d,尿红细胞 20～30/HP,血白蛋白 32g/L,血肌酐 141μmol/L。临床诊断为

A. 急性肾小球肾炎

B. 慢性肾小球肾炎

C. 急进性肾小球肾炎

D. 无症状性蛋白尿和(或)血尿

E. 肾病综合征

34. 患者,女,45 岁。淋雨后突发小便频急短数,刺痛灼热,尿色黄赤,口苦,舌苔黄腻,脉濡数。治疗应首选

A. 八正散

B. 小蓟饮子

C. 导赤散

D. 石韦散

E. 茜根散

35. 患者,男,45 岁。进行性少尿 4 天。既往体健。查体:BP 160/90mmHg,心率 120 次/分,双下肢水肿。血 BUN 18.9mmol/L,Scr 655.6μmol/L。动脉血气分析:pH 7.31,$PaO_2$65mmHg,$PaCO_2$33mmHg,BE － 8.5mmol/L。急需采取的最主要治疗措施是

A. 透析治疗

B. 利尿治疗

C. 降压治疗

D. 口服泼尼松

E. 纠正酸中毒

36. 患者,女,68 岁。午后发热,手足心热,心烦少寐,颧红盗汗,口干咽燥,大便干结,尿少色黄,舌质干红,无苔,脉细数。治疗应首选

A. 清骨散

B. 六味地黄丸

C. 知柏地黄丸

D. 大补阴丸

E. 青蒿鳖甲散

37. 患者,女,36 岁。潮热盗汗,虚烦少寐,五心烦热,口渴,月经不调,舌红少苔,脉细数。治宜

A. 调和营卫

B. 滋补肝肾

C. 清里泻热

D. 养心安神敛汗

E. 滋阴降火

38. 患者,男,45 岁。平素多食,近期因外感诱发加重,多食易饥,口燥咽干,体重明显减轻,大便干燥,舌红苔黄,脉滑数有力。其治法为

A. 清热润肺,养阴增液

B. 滋肾养阴,益气健脾

C. 滋养肺肾,清胃泻火

D. 清胃泻火,养阴增液

E. 清泻肺胃,养阴增液

39. 患者尿频量多,混浊如脂,尿有甜味,口干舌燥,舌红,脉沉细数。其治法为

A. 健脾益肾

B. 滋肾养阴

C. 清利湿热

D. 清热化湿

E. 滋阴固肾

40. 患者,男,68 岁。患消渴病 20 余年,现多食、多饮诸症不明显,唯小便频数,饮一溲

一,面色黧黑,腰膝酸软,形寒怕冷,形寒怕冷,舌淡苔白,脉沉无力。治疗应首选

A. 消渴方

B. 玉女煎

C. 左归饮

D. 金匮肾气丸

E. 六味地黄丸

41. 患者面色萎黄,食少,形寒神倦乏力,少气懒言,大便溏泄,肠鸣腹痛,每因受寒或饮食不慎而加剧,舌质淡,苔白,脉弱。治疗应首选

A. 归脾汤

B. 右归丸

C. 附子理中汤

D. 参苓白术散

E. 补中益气汤

42. 患者,女,49岁。近1个月以来出现情绪不宁,心悸,健忘,失眠,多梦,五心烦热,盗汗,口咽干燥,舌红少津,脉细数。治疗应首选

A. 甘麦大枣汤

B. 柴胡疏肝散

C. 丹栀逍遥散

D. 半夏厚朴汤

E. 天王补心丹合六味地黄丸

43. 患者,男,69岁。平素体弱多病,现症见腰酸背痛,小便失禁,畏寒肢冷,下利清谷,舌质淡胖,苔白,脉沉迟。治疗应首选

A. 附子理中汤

B. 拯阳理劳汤

C. 左归丸

D. 右归丸

E. 归脾汤

44. 患者,女,38岁。皮肤骤起青紫斑块和斑点3天,此起彼伏,身热烦渴,面赤心烦,便

秘尿黄,齿衄,月经量多,舌质红,苔黄燥,脉数有力。实验室检查:血小板8×10^9/L。其治法是

A. 健脾益气,摄血止血

B. 清热解毒,凉血止血

C. 滋阴降火,宁络止血

D. 补益脾肾,温经止血

E. 活血宁络,祛瘀止血

45. 患者发热后突然出现肢体软弱无力,皮肤枯燥,心烦口渴,呛咳少痰,尿黄便干,舌红苔黄,脉细数。中医诊断为

A. 内伤发热,阴虚发热证

B. 咳嗽,风燥伤肺证

C. 消渴,气阴两虚证

D. 肺痨,肺阴亏损证

E. 痿证,肺热津伤证

46. 患者,男,65岁。腰部隐痛,酸软无力,缠绵不愈,心烦少寐,口燥咽干,面色潮红,手足心热,舌红少苔,脉弦细数。治疗应首选

A. 六味地黄丸

B. 右归丸

C. 河车大造丸

D. 清骨散

E. 左归丸

47. 患者,女,23岁。2天前因受凉高热不退。现症见项背强急,手足挛急,角弓反张,腹胀便秘,咽干,口渴喜冷饮,心烦急躁,苔黄燥,脉弦数。其证型是

A. 邪壅经络

B. 痰浊阻滞

C. 肝经热盛

D. 阳明热盛

E. 心营热盛

48. 患者,女,38岁。患腰痛3年。现症见腰痛酸软无力,伴五心烦热,失眠多梦,头晕,耳

鸣如蝉,咽干口燥,月经量多,常先期而至。舌红,苔薄,脉细数。其证型是

A. 肾阳不足

B. 肾阴亏虚

C. 肾气不足

D. 肾气阴两虚

E. 肾阴阳两虚

49. 患者,女,38 岁。煤气中毒 1 天后才被送往医院。到院时查体:昏迷状,两瞳孔等大,光反应弱,体温、血压正常,心听诊无异常,两肺呼吸音粗,腹部(-),病理反射(-),血尿常规无异常。进一步抢救首先应

A. 输注甘露醇

B. 地塞米松静注

C. 高压氧治疗

D. 营养支持

E. 保护脑细胞

50. 患者大量饮酒后,面色苍白,口流清涎,四肢厥冷,语声低微,口中喃喃自语,遗尿,舌青紫,脉微细弱。治疗应首选

A. 菖蒲郁金汤

B. 回阳救逆汤

C. 四逆汤合四君子汤

D. 参附汤

E. 通脉四逆汤

二、A3/A4 型题

答题说明

以下提供若干个案例,每个案例下设若干考题。请根据各考题题干所提供的信息,在每题下面的 A、B、C、D、E 五个备选答案中选择一个最佳答案。

(51 ~ 52 题共用题干)

患者,男,28 岁。鼻塞喷嚏,流稠涕,发热,微恶风寒,汗出口干,咽痛,咳嗽痰稠,舌苔薄黄,脉浮数。

51. 其治法是

A. 辛温解表,宣肺散寒

B. 辛凉解表,宣肺清热

C. 清暑祛湿解表

D. 解表清里,宣肺疏风

E. 滋阴解表

52. 治疗应首选

A. 荆防败毒散

B. 银翘散

C. 桑菊饮

D. 新加香薷饮

E. 加减葳蕤汤

(53 ~ 54 题共用题干)

患者,女,25 岁。咽痒咳嗽声重,气急,咯痰稀薄色白,鼻塞,流清涕,头痛,恶寒发热,舌苔薄白,脉浮紧。

53. 其治法是

A. 疏风清热,宣肺止咳

B. 疏风散寒,宣肺止咳

C. 疏风清肺,润燥止咳

D. 清热肃肺,豁痰止咳

E. 清肝泻肺,化痰止咳

54. 治疗应首选

A. 桑杏汤

B. 桑菊饮

C. 三拗汤合止嗽散

D. 清金化痰汤

E. 黛蛤散合黄芩泻白散

(55 ~ 57 题共用题干)

患者,女,30 岁。心烦不寐,多梦易醒,胆怯心悸,触事易惊,气短自汗,倦怠乏力,舌淡,脉弦细。

55. 其辨证是
   A. 心火炽盛
   B. 痰热内扰
   C. 心胆气虚
   D. 心脾两虚
   E. 阴虚火旺

56. 其治法是
   A. 益气镇惊,安神定志
   B. 补益心脾,养心安神
   C. 滋阴降火,清心安神
   D. 清化痰热,和中安神
   E. 清心泻火,安神宁心

57. 治疗应首选
   A. 朱砂安神丸
   B. 归脾汤
   C. 温胆汤
   D. 安神定志丸合酸枣仁汤
   E. 六味地黄丸合黄连阿胶汤

(58~59题共用题干)

患者,男,75岁。半身不遂,口舌歪斜,舌强语謇,偏身麻木,烦躁失眠,眩晕耳鸣,手足心热,舌质红绛,少苔,脉细弦数。

58. 其治法是
   A. 平肝泻火通络
   B. 滋养肝肾,潜阳息风
   C. 活血化瘀,化痰通络
   D. 清热化痰,醒神开窍
   E. 温阳化痰,醒神开窍

59. 治疗应首选
   A. 羚羊角汤
   B. 天麻钩藤饮
   C. 涤痰汤
   D. 化痰通络汤
   E. 镇肝息风汤

(60~62题共用题干)

患者,女,65岁。黎明之前脐腹作痛,肠鸣即泻,泻下完谷,泻后则安,形寒肢冷,腰膝

酸软,舌淡苔白,脉沉细。

60. 其辨证是
   A. 脾虚泄泻
   B. 肾虚泄泻
   C. 肝郁泄泻
   D. 寒湿泄泻
   E. 湿热泄泻

61. 其治法是
   A. 健脾益气
   B. 抑肝扶脾
   C. 清热利湿
   D. 温补脾肾,固涩止泻
   E. 芳香化湿,解表散寒

62. 治疗应首选
   A. 保和丸
   B. 肾气丸
   C. 四神丸
   D. 痛泻要方
   E. 桃花汤

(63~67题共用题干)

患者,男,49岁。素有高血压,近月余眩晕、耳鸣、头目胀痛,伴口苦心烦,失眠多梦,遇情志不遂而加重,心悸易怒,舌红苔黄,脉弦数。

63. 其诊断为
   A. 中风
   B. 头痛
   C. 感冒
   D. 眩晕
   E. 耳鸣

64. 其治法为
   A. 息风开窍
   B. 泻肝清热
   C. 镇肝息风
   D. 疏肝清热
   E. 平肝潜阳,清火息风

65. 治疗应首选
   A. 银翘散

B.镇肝息风汤

C.龙胆泻肝汤

D.天麻钩藤饮

E.滋肾通关丸

66.若患者目赤便秘,可加

A.大黄、黄柏

B.枳实、厚朴

C.大黄、芒硝

D.生地、枳实

E.槟榔、枳壳

67.若患者眩晕剧烈,手足麻木,可加

A.羌活、川芎

B.黄芩、夏枯草

C.丹皮、生地

D.僵蚕、地龙

E.羚羊角、磁石、珍珠母

(68~70题共用题干)

患者,男,52岁。近来胁肋隐痛,悠悠不休,遇劳加重,口干咽燥,心中烦热,头晕目眩,舌红少苔,脉细弦而数。

68.辨证为

A.肝郁气滞

B.肝胆湿热

C.肝络失养

D.瘀血阻络

E.寒湿阻遏

69.治宜

A.疏肝理气

B.祛瘀通络

C.清热利湿

D.养阴柔肝

E.温中化湿

70.最佳治疗方剂是

A.柴胡疏肝散

B.滋水清肝饮

C.化肝煎

D.一贯煎

E.茵陈术附汤

(71~73题共用题干)

患者,女,45岁。水肿从下肢开始,渐延及全身,皮肤绷紧光亮,胸脘痞闷,烦热口渴,小便短赤,大便不爽,日一行,不成形,舌红苔黄腻,脉濡数。

71.辨证为

A.风水泛滥

B.湿毒浸淫

C.水湿浸渍

D.湿热壅盛

E.脾肾不足

72.治法为

A.健脾化湿,通阳利水

B.散风清热,宣肺行水

C.宣肺解毒,利湿消肿

D.温补脾肾,利水消肿

E.分利湿热

73.治疗应首选

A.疏凿饮子

B.麻黄连翘赤小豆汤合五味消毒饮

C.五皮饮合胃苓汤

D.真武汤

E.防己黄芪汤

(74~76题共用题干)

患者,男,53岁。面浮身肿,腰以下尤甚,按之凹陷不起,心悸,腰部冷痛酸重,尿量减少,怯寒神疲,面色灰滞,舌淡胖苔白,脉沉细。

74.辨证为

A.水肿之脾阳不振

B.水肿之肾阳衰微

C.鼓胀之脾肾阳虚

D.虚劳之脾阳虚弱

E.水肿之水湿浸渍

75.其治法是

A.温运脾阳,以利水湿

B.健脾化湿,通阳利水

C.温补脾肾,行气利水

D.温肾助阳,化气行水

E.温中健脾

76.治疗应首选

A.济生肾气丸合真武汤

B.实脾饮

C.五皮饮合胃苓汤

D.疏凿饮子

E.越婢加术汤

(77~79题共用题干)

患者,男,48岁。常感头痛昏蒙,胸闷,呕恶痰涎,苔白腻,脉沉滑。

77.辨证为头痛之

A.肾虚证

B.风湿证

C.风寒证

D.痰浊证

E.瘀血证

78.治法为

A.通窍活络止痛

B.健脾化痰,降逆止痛

C.补肾养阴

D.疏风散寒

E.祛风胜湿止痛

79.治疗应首选

A.通窍活血汤

B.半夏白术天麻汤

C.清中汤

D.天麻钩藤饮

E.羌活胜湿汤

(80~83题共用题干)

患者,男,36岁。近几年来善饥多食,1年前发现糖尿病。1年来体重下降,大便干燥,舌苔黄,脉滑实有力。

80.其治法为

A.益气健脾,生津止渴

B.清热润肺,生津止渴

C.清胃泻火,养阴增液

D.滋阴固肾

E.滋阴温阳,补肾固涩

81.治疗应首选

A.消渴方

B.玉女煎

C.白虎加人参汤

D.六味地黄丸

E.金匮肾气丸

82.若患者病久不愈,发生疮疡,散在多处皮肤,时有溃烂,不易愈合,治疗宜选

A.黄芪六一散

B.犀黄丸

C.白虎加人参汤

D.五味消毒饮

E.二冬汤

83.若烦渴不止,小便频数等症突出,治疗宜选

A.白虎加人参汤

B.消渴方

C.二冬汤

D.玉女煎

E.增液汤

(84~89题共用题干)

患者,女,28岁。近期工作不顺利,出现呕吐酸水,嗳气多,有时感觉胸胁胀,遇到不愉快之事上述症状加重,食欲差。舌边红,苔薄白,脉弦。

84.根据患者的表现,诊断为

A.反胃

B.噎膈

C.呕吐

D.胃痛

E.腹痛

85.该病的病位在

A.胃

B.脾

C.肝

D.胆

E.小肠

86.该病的基本病机是

A.脾胃虚弱

B.胃失和降

C.情志失调

D.饮食不节

E.邪气犯胃

87.其证型为

A.外邪犯胃

B.饮食停滞

C.痰饮内停

D.肝气犯胃

E.胃阴不足

88.其治法为

A.温化痰饮,和胃降逆

B.消食化滞,和胃降逆

C.解表疏邪,和胃降逆

D.滋阴养胃,降逆止呕

E.疏肝理气,和胃止呕

89.治疗应首选

A.保和丸

B.苓桂术甘汤

C.四逆散合半夏厚朴汤

D.香砂六君子汤

E.麦门冬汤

(90~94题共用题干)

患者,女,52岁。多个关节疼痛有2年余,且疼痛游走不定,局部灼热红肿,痛不可触,得冷则舒,舌红,苔黄,脉滑数。

90.其辨证为

A.风寒湿痹

B.风湿热痹

C.痰瘀痹阻

D.肝肾两虚

E.邪壅经络

91.其治法为

A.清热通络,祛风除湿

B.祛风通络,散寒除湿

C.活血化瘀,祛风通络

D.除湿通络,化痰行瘀

E.培补肝肾,舒筋止痛

92.治疗应首选

A.补血荣筋丸

B.双合汤

C.乌头汤

D.白虎加桂枝

E.防风汤

93.若皮肤出现红斑,加

A.丹皮、赤芍、生地

B.茯苓、泽泻、白茅根

C.地榆、侧柏叶

D.巴戟天、乳香、没药

E.杜仲、紫草

94.若见口渴心烦,加

A.银柴胡、地骨皮

B.赤芍、黄连

C.知母、石膏

D.玄参、麦冬

E.生地、薄荷

(95~100题共用题干)

患者,男,60岁。突然汗出,目合口开,神情恍惚,二便自遗,血压70/40mmHg,脉搏120次/分。

95.若该患者为阴脱,还应具有除下列哪项外的症状

A.神情恍惚,面色潮红

B.神情淡漠,声低息微

C.口干欲饮

D.皮肤干燥而皱

E.舌红而干,脉微细数

96.若该患者为阴脱,其治法是

A.益气固脱

B.回阳救逆

C.救阴固脱

D.益气回阳

E.益气救阴

97.若该患者为阳脱,还应具有除下列哪项外的症状

A. 神志淡漠,声低息微

B. 突然大汗不止

C. 四肢逆冷,二便失禁

D. 舌卷,脉微欲绝

E. 舌红而干,脉微细数

98. 若该患者为阳脱,其治法是

A. 益气固脱

B. 回阳救逆

C. 救阴固脱

D. 益气回阳

E. 益气救阴

99. 若该患者为气脱,还应具有除下列哪项外

的症状

A. 神志淡漠,声低息微

B. 神情恍惚,面色潮红

C. 倦怠乏力,汗漏不止

D. 舌淡,脉微弱

E. 倦怠乏力,四肢微冷

100. 若该病人为气脱,其治法是

A. 益气固脱

B. 回阳救逆

C. 救阴固脱

D. 益气回阳

E. 益气救阴

一、A2 型题

1. 患者喘而满闷,咳痰量多,黏腻色白,咳吐不利,呕恶,纳呆,口黏不渴,苔厚腻,脉滑。治疗应首选
   A. 葶苈大枣泻肺汤
   B. 导痰汤
   C. 温胆汤
   D. 二陈汤合三子养亲汤
   E. 定喘汤

2. 患者,女,50 岁。咳喘日久,咳嗽痰多,色白黏腻,短气喘息,稍劳即著,怕风易汗,脘痞纳少,舌淡,苔浊腻,脉滑。病情稳定时可选用
   A. 苏子降气汤
   B. 六君子汤
   C. 三子养亲汤
   D. 蛤蚧定喘丸
   E. 二陈汤

3. 患者咳嗽气急,咳痰量多,质稠,色黄,胸胁胀痛,面赤身热,口干而黏,欲饮水,舌质红,舌苔薄黄腻,脉滑数。治疗应首选
   A. 泻白散合黛蛤散
   B. 桑白皮汤
   C. 桔梗汤
   D. 清金化痰汤
   E. 定喘汤

4. 患者,男,19 岁。恶寒重,发热,无汗,身倦,咳嗽,咯痰无力,苔淡白,脉浮无力。治宜选用
   A. 荆防败毒散
   B. 新加香薷饮
   C. 参苏饮
   D. 藿香正气散

E. 玉屏风散

5. 患者,男,25 岁。有肺痨病史。现症见咳嗽无力,咯血,潮热颧红,自汗盗汗,面白神疲,气短声怯,食欲不振。舌尖红苔薄白,脉细数无力。应辨证为
   A. 肺脾气虚
   B. 阴阳两虚
   C. 气阴耗伤
   D. 阴虚肺燥
   E. 阴虚火旺

6. 患者,男,55 岁。咳嗽气粗,喉中有痰声,痰多质黏腻,咯吐不爽,舌质红,舌苔黄腻,脉滑数。辨证为
   A. 肺阴亏耗证
   B. 风燥伤肺证
   C. 痰热郁肺证
   D. 痰湿蕴肺证
   E. 肝火犯肺证

7. 患者吴某,女性,43 岁。症见喘逆上气,胸胀痛,息粗,鼻翕,咳而不爽,吐痰稠黏,伴形寒,身热,烦闷,身痛,无汗,口渴,舌边红苔薄黄,脉浮数。其诊断是
   A. 风寒壅肺之喘证
   B. 表寒肺热之喘证
   C. 饮犯胸肺之饮证
   D. 痰热郁肺之喘证
   E. 痰热郁肺之肺胀

8. 患者洪某,男性,42 岁。肺痈后期见脓痰渐少,午后潮热,五心烦热,口燥咽干,盗汗自汗,气短乏力,形体消瘦,舌瘦红,脉虚数。其首选方剂是

A. 桔梗杏仁煎

B. 养阴清肺汤

C. 清燥救肺汤

D. 百合固金汤

E. 苇茎汤

9. 患者,62 岁。症见心悸不安,胸闷不适,心痛时作,痛如针刺,舌质紫暗,脉涩。其治疗应选用

A. 桃仁红花煎

B. 桃红四物汤

C. 通窍活血汤

D. 血府逐瘀汤

E. 酸枣仁汤

10. 患者,女,44 岁。心悸,失眠,烦躁,潮热,盗汗,面色潮红,舌红少津,脉细数。治法以下列哪项为宜

A. 养血安神

B. 补气养心

C. 滋补心肾

D. 益气补血,健脾养心

E. 滋阴养心

11. 患者,男,48 岁。胸闷痛反复发作 3 年,近日加重,现胸闷如窒,气短喘促,肢体沉重,头晕沉如裹,咳白痰,形体肥胖,苔浊腻,脉沉。其中医辨证为

A. 阴寒凝滞证

B. 痰浊壅塞证

C. 气滞血瘀证

D. 痰热中阻证

E. 心脾两虚证

12. 患者,女性,18 岁。2 个月来因学习紧张,压力较大,夜间经常难以入睡,有时眠中多梦,伴心慌健忘,肢倦乏力,纳少,面色少华,舌淡苔薄白,脉细弱。其辨证为

A. 心胆气虚证

B. 心脾两虚证

C. 阴虚火旺证

D. 血虚肝热证

E. 心肾不交证

13. 患者心烦不寐,心悸不安,有时头晕耳鸣,手足心热,口干津少,腰酸,大便干,舌红苔少,脉细数。此时方剂宜选

A. 黄连阿胶汤

B. 归脾汤

C. 交泰丸

D. 琥珀多寐丸

E. 安神定志丸

14. 患者,男,41 岁。患者病已多年,表情淡漠,痴呆,喃喃独语,喜怒无常,语无伦次,污秽不避,不思饮食,舌苔腻,脉象弦滑。该病例中医治法应为

A. 化痰醒神

B. 疏肝解郁

C. 养心宁神

D. 解郁化痰

E. 健脾化痰

15. 患者,女,55 岁。心悸,气促,动则尤甚,头晕,神疲乏力,咳喘,颧颊暗红,唇甲紫暗,夜寐不安。舌青紫,脉结代。其治法是

A. 补益心气,活血化瘀

B. 温补心阳,化痰宽胸

C. 温阳利水,活血化瘀

D. 化气利水,活血化瘀

E. 健脾益气,益肺平喘

16. 患者王某,女性,65 岁。癫狂久延,妄言妄为,寝不安寐,焦急烦躁,形瘦,面红而秽,口干便难,舌尖红无苔,有剥裂,脉细数。其治法是

A. 理气解郁,化痰醒神

B. 健脾益气,养心安神

C. 清心泻火,涤痰醒神

D. 豁痰化痰,调畅气血

E. 育阴潜阳,交通心肾

17. 病人昨晚突然出现胃脘疼痛,畏寒喜暖,不思饮食,嗳气频频,形寒,身热,舌淡苔白,脉弦紧。治宜选用

A. 良附丸

B. 生姜汤

C. 香苏散

D. 良附丸合生姜汤

E. 良附丸合香苏散

18. 患者,男,45岁。胃痛反复发作8年,近2天饮酒后出现胃脘隐痛,口渴不欲饮,大便干结难解,舌质红苔少,脉细数。治疗最佳方剂是

A. 黄芪建中汤

B. 一贯煎合芍药甘草汤

C. 益胃汤

D. 归脾汤

E. 沙参麦冬汤

19. 患者,女,心下痞满而不痛,干呕,肠鸣下利,舌苔薄黄而腻,脉弦数。治宜选用

A. 小陷胸汤

B. 半夏泻心汤

C. 血府逐瘀汤

D. 枳实薤白桂枝汤

E. 复元活血汤

20. 患者长期吞咽受阻,饮食不下,面色白,精神疲惫,形寒气短,面浮足肿,泛吐清涎,腹胀便溏,舌淡苔白,脉细弱。其应诊断为

A. 脾胃虚弱型呕吐

B. 中虚有寒型反胃

C. 脾阳虚衰型水肿

D. 胃阴不足型呕吐

E. 气虚阳微型噎膈

21. 患者,女,50岁。2年来每于醒后即觉腹部疼痛、肠鸣,随即泄泻,泻后则安。此症状在睡时加被褥可减轻或消失。形寒肢冷,舌淡苔白,脉细无力。其宜用

A. 真人养脏汤加减

B. 藿香正气散加减

C. 附子理中汤加减

D. 参苓白术散加减

E. 四神丸加减

22. 患者,男,29岁。今下痢赤白黏冻,有时或见脓血便,腹痛,里急后重,肛门灼热,小便短赤,舌红苔黄腻,脉滑数。治疗应首选

A. 附子理中汤

B. 白头翁汤

C. 芍药汤

D. 胃苓汤

E. 连理汤

23. 某女,35岁。症见下痢月余,泻下黏稠脓血,腹部灼痛,心烦口干,午后低热,舌绛少津,脉细数。宜用

A. 连理汤加减

B. 开噤散

C. 白头翁汤加味

D. 驻车丸加减

E. 芍药汤加减

24. 患者,男,32岁。其患甲型肝炎3年,目前身目俱黄,黄色晦暗,脘腹胀闷,神疲畏寒,口淡不渴,纳减便溏,苔白腻,脉沉迟。其证型是

A. 热重于湿证

B. 寒湿阻遏证

C. 湿重于热证

D. 脾虚血亏证

E. 疫毒内陷证

25. 患者,女,32岁。症见腹部积块渐大,按之

较硬,痛处不移,饮食减少,体倦乏力,面暗消瘦,时有寒热,月经 3 个月未行,舌质青紫,或有瘀点,脉细涩。证属

A. 气滞血阻型积证

B. 瘀血内结型积证

C. 食滞痰阻型聚证

D. 肝气郁滞型聚证

E. 正虚瘀结型积证

26. 患者头痛而胀,甚则头胀如裂,恶风发热,面红目赤,口渴喜饮,大便不畅,溲赤,舌尖红苔薄黄,脉浮数。证属

A. 风寒头痛

B. 风热头痛

C. 风湿头痛

D. 肝阳头痛

E. 瘀血头痛

27. 患者,男,66 岁。半身不遂,偏身麻木,舌强言謇,口角㖞斜,眩晕头痛,面红目赤,口苦咽干,心烦易怒,尿赤便干,舌质红,脉弦有力。诊断为中风之中经络,其证型为

A. 痰热腑实证

B. 风痰入络证

C. 阴虚风动证

D. 痰火瘀痹证

E. 风阳上扰证

28. 患者张某,女性,62 岁。症见眩晕,头重如蒙,胸闷恶心,食少寐多,舌苔白腻,脉滑。治疗应首选

A. 苓桂术甘汤

B. 半夏白术天麻汤

C. 黄连温胆汤

D. 半夏厚朴汤

E. 半夏秫米汤

29. 患者水肿反复发作,日轻夜重,下肢肿甚,腰膝酸软,畏寒肢冷,呼吸急促,呼多吸少,

舌淡胖有齿痕,脉沉细。其治法是

A. 温肾健脾,行气利水

B. 温肾纳气,化气行水

C. 温肺散寒,利水消肿

D. 温阳化饮,降气平喘

E. 温阳化瘀,滋阴固肾

30. 患者,男,60 岁。腰膝酸痛,劳累后加重,卧则稍减,反复发作已 3 年余。伴手足不温,少腹拘急,阳痿,舌淡,脉沉细。治疗应首选

A. 左归丸

B. 右归丸

C. 青娥丸

D. 参芪地黄汤

E. 赞育丹

31. 患者小便涩痛,尿色深红,疼痛,满急加剧,舌尖红苔黄,脉滑数。此证宜选方为

A. 补中益气汤

B. 石韦散

C. 沉香散

D. 八正散

E. 小蓟饮子

32. 患者,男,42 岁。身发疮痍,溃烂已半年,久治不效。近 1 周眼睑突然浮肿,延及全身,伴见恶风发热,小便不利,舌质红,苔薄黄,脉浮数。其治法是

A. 活血化瘀,化气行水

B. 运脾化湿,通阳利水

C. 疏风清热,宣肺行水

D. 宣肺解毒,利湿消肿

E. 温肾助阳,化气行水

33. 患者症见全日总尿量极少,咽干,烦渴欲饮,呼吸急促,苔薄黄,脉数。治以

A. 清肺热,利水道

B. 清热利湿,行气

C. 温补脾肾,化气利水

D. 清热利尿

E. 清热滋阴,行气利水

34. 患者鼻衄,血色鲜红,口渴欲饮,鼻干,口干,臭秽,烦躁,便秘,舌红苔黄,脉数。治疗宜选

A. 白虎汤

B. 玉女煎

C. 泻白散

D. 茜根散

E. 化肝煎

35. 患者口干唇燥,口渴多饮,尿频量多,混浊如脂膏,时或烦躁,遗精,舌质红,脉沉细数。治疗宜选用

A. 左归丸

B. 玉女煎

C. 消渴方

D. 白虎加人参汤

E. 知柏地黄丸

36. 患者,男,16 岁。曾患感冒,小便色红如洗肉水,尿红细胞高倍镜下满视野,伴腰痛,心烦口渴,口舌生疮,舌红脉数。治疗应首选

A. 六味地黄丸合二至丸

B. 茜根散

C. 小蓟饮子

D. 知柏地黄丸

E. 无比山药丸

37. 金某,女,48 岁。胸胁疼痛,咳唾引痛,呼吸困难,咳逆气喘,息促不能平卧,病侧肋间胀满,可见左侧胸廓隆起,舌苔薄白腻,脉沉弦。其首选方剂是

A. 苓桂术甘汤

B. 甘遂半夏汤

C. 小青龙汤

D. 椒目瓜蒌汤合十枣汤

E. 柴枳半夏汤

38. 孙某,男,65 岁。症见咳逆喘满不得卧,痰吐白沫,量多,伴肢体浮肿,每遇寒即发,舌苔白滑,脉弦紧。其首选方剂是

A. 十枣汤

B. 甘遂半夏汤

C. 己椒苈黄丸

D. 小青龙汤

E. 苓桂术甘汤

39. 崔某,女,45 岁。症见尿频量多,混浊如脂膏,腰膝酸软,头晕耳鸣,口舌干燥,舌红少苔,脉细数。其治法是

A. 清热化湿

B. 健脾益胃

C. 滋阴固肾

D. 清利湿热

E. 滋肾固涩

40. 高某,男,46 岁。虚劳患者,症见面色萎黄,食少,形寒,神疲乏力,少气懒言,腹中冷痛,肠鸣泄泻,甚则完谷不化,每因受寒和饮食不慎而发,舌淡苔白,脉虚弱。其首选方剂是

A. 归脾汤

B. 补中益气汤

C. 参苓白术散

D. 附子理中汤

E. 黄芪建中汤

41. 患者咳逆阵作,痰中带血,时时汗出,胸胁胀痛,口苦咽干,尿黄便秘,舌红苔薄黄,脉弦数。其诊断是

A. 肺痨阴虚火旺证

B. 咳血肝火犯肺证

C. 喘证肺气郁痹证

D. 肺痈成痈期

E.咳嗽痰热郁肺证

42.患者,女,45岁。平素低热,热势常随情绪波动而起伏,精神抑郁,胁肋胀满,烦躁易怒,口干而苦,纳食减少。舌质红,苔黄,脉弦数。治疗应首选
A.中和汤
B.黄连温胆汤
C.清骨散
D.加味逍遥散
E.血府逐瘀汤

43.患者腰痛,腹胀,尿血,腰腹部肿块,纳差,呕吐,气短,乏力,便溏。宜选方为
A.八正散
B.大补元煎
C.左归丸
D.金匮肾气丸
E.附子理中丸

44.患者,男,65岁。渐见肢体痿软无力,下肢为甚,腰膝酸软,不能久立,甚则步履全废,腿胫大肉渐脱,伴眩晕耳鸣,舌咽干燥,遗尿。治疗应首选
A.温肾壮阳,强健筋骨
B.补益肝肾,滋阴清热
C.补气活血,滋肾填精
D.补中益气,健脾升清
E.益气养营,活血行瘀

45.侯某,女,62岁。痉证患者,现症见头痛,项背强直,发热不恶寒,汗出恶风,肢体酸重,苔薄白,脉浮。其首选方剂是
A.葛根汤
B.玉真散
C.羌活胜湿汤
D.瓜蒌桂枝汤
E.五虎追风散

46.患者2个月来关节肿大窜痛,屈伸不利,恶风怕冷,虽经治疗,症无改善,又增关节局部灼热,口干便燥,脉滑稍数,舌苔薄黄。主方宜选用
A.白虎桂枝汤
B.薏苡仁汤
C.防风汤
D.桂枝芍药知母汤
E.犀角散

47.患者,男,61岁。病久饮郁化热,症见喘满胸闷,脘腹痞坚,面色黧黑,烦渴,苔腻而黄。治疗宜用
A.己椒苈黄丸
B.葶苈大枣泻肺汤
C.苓桂术甘汤
D.木防己汤
E.五苓散

48.患者病起发热,热后突然出现肢体软弱无力,肌肉瘦削,皮肤干燥,心烦口渴,咳呛少痰,咽干不利。治疗该证的代表方为
A.桑杏汤
B.六味地黄丸
C.虎潜丸
D.加味二妙散
E.清燥救肺汤

49.某女性患者,40岁,慢性腹泻,大便溏薄,每因饮食不慎而发作,身重体倦,腹胀肠鸣,少食纳呆,舌淡苔白腻,脉沉。因前医屡用清利之品,而出现形寒怕冷,腹中冷痛,脉沉迟。治法宜用
A.健脾益气
B.温中散寒
C.回阳救逆
D.健脾化湿
E.温肾固涩

50. 患者,男,40 岁。平素性情急躁,近日因工作压力大,突然头痛,两目怒视,面红耳赤,突然狂乱无知,逾垣上屋,不避亲疏,不食不眠,舌红绛,苔黄腻,脉弦大滑数。治宜首选
   - A. 礞石滚痰丸
   - B. 涤痰汤
   - C. 黄连温胆汤
   - D. 龙胆泻肝汤
   - E. 生铁落饮

二、A3/A4 型题

答题说明

以下提供若干个案例,每个案例下设若干考题。请根据各考题题干所提供的信息,在每题下面的 A、B、C、D、E 五个备选答案中选择一个最佳答案。

(51~54 题共用题干)

张某,34 岁。症见上气咳逆阵作,咳时面赤,常感痰滞咽喉,咳之难出,量少质黏,咳引胸胁胀痛,咽干口苦。症状可随情绪波动而增减。舌边尖红,舌苔薄黄,脉弦数。

51. 本病当诊断为
   - A. 感冒
   - B. 咳嗽
   - C. 肺痨
   - D. 肺胀
   - E. 肺痿

52. 本病证型为
   - A. 肝火犯肺证
   - B. 风热犯肺证
   - C. 风燥伤肺证
   - D. 肺阴亏虚证
   - E. 痰热郁肺证

53. 本病例的治法是
   - A. 疏风清肺,润燥止咳
   - B. 疏风清肺,宣肺止咳
   - C. 清热肃肺,豁痰止咳
   - D. 清肺泻肝,顺气降火
   - E. 滋阴润肺,化痰止咳

54. 治疗本病的基础方是
   - A. 泻白散
   - B. 桑菊饮
   - C. 清金化痰汤
   - D. 黛蛤散合泻白散

E. 麦门冬汤

(55~58 题共用题干)

李某,男,43 岁。哮喘反复发作 7 年,近 1 周来频繁发作,喉中痰鸣如吼,喘而气粗,咳黄黏稠痰,排吐不利,胸闷胁胀,咳则尤甚,口干面赤自汗,指端微绀,舌红苔黄腻,脉滑数。

55. 本病例诊断为
   - A. 风痰哮
   - B. 冷哮
   - C. 热哮
   - D. 虚哮
   - E. 寒包热哮

56. 本病例的治法为
   - A. 清热化痰,宣肺定喘
   - B. 祛风涤痰,降气平喘
   - C. 补肺纳肾,降气化痰
   - D. 解表散寒,清热化痰
   - E. 宣肺散寒,化痰平喘

57. 下列哪条方剂适宜本病例
   - A. 三子养亲汤
   - B. 厚朴麻黄汤
   - C. 越婢加半夏汤
   - D. 定喘汤
   - E. 小青龙加石膏汤

58. 本病例痰吐稠黄,需加下列哪组药物
   - A. 山萸肉、五味子、麦冬
   - B. 鱼腥草、射干、知母、海蛤壳

C. 射干、葶苈子、苏子

D. 厚朴、半夏、陈皮

E. 苏叶、蝉蜕、苍耳草

(59 ~ 61 题共用题干)

患者张某,女性,16 岁。其癫痫病史半年,发作时昏仆、抽搐、吐涎。病情较轻时 10 天左右发作一次,严重时每日发作,现病人易怒心烦,口苦咽干,大便偏干,小便黄赤,舌红苔黄腻,脉滑。

59. 其辨证分型是

A. 风痰闭阻证

B. 痰火扰神证

C. 瘀阻脑络证

D. 心脾两虚证

E. 心肾亏虚证

60. 其治法是

A. 补益气血,健脾宁心

B. 补益心肾,潜阳安神

C. 活血化瘀,息风通络

D. 涤痰息风,开窍定痫

E. 清热泻火,化痰开窍

61. 其治疗应首选的方剂是

A. 六君子汤合归脾汤

B. 左归丸合天王补心丹

C. 通窍活血汤

D. 龙胆泻肝汤合涤痰汤

E. 定痫丸

(62 ~ 64 题共用题干)

患者,女,16 岁。有"精神病"史。因与同学不和,心情抑郁,闷闷不乐,近 5 天来逐渐出现语无伦次,时而自喜,表情淡漠,对周围事物漠不关心,时而喃喃独语,太息,饮食极少,舌苔白腻,脉弦滑。

62. 其辨证是

A. 心脾两虚证

B. 痰气郁结证

C. 痰火扰神证

D. 火盛伤阴证

E. 痰热瘀结证

63. 其治法是

A. 理气解郁,化痰醒神

B. 健脾益气,养心安神

C. 育阴潜阳,交通心肾

D. 豁痰化瘀,调畅气血

E. 清心泻火,涤痰醒神

64. 治疗应首选

A. 温胆汤合朱砂安神丸

B. 生铁落饮

C. 癫狂梦醒汤

D. 二阴煎合琥珀养心丹

E. 逍遥散合顺气导痰汤

(65 ~ 67 题共用题干)

患者,女,54 岁。反复低热 2 月余,午后热甚,心内烦热,胸脘痞闷,不思饮食,呕恶,大便稀溏,舌苔白腻,脉濡数。

65. 其诊断是

A. 外感发热之脾胃湿热证

B. 虚劳之脾气虚证

C. 呕吐之痰饮内阻证

D. 内伤发热之痰湿郁热证

E. 内伤发热之阴虚发热证

66. 其治法是

A. 燥湿化痰,清热和中

B. 疏肝理气,解郁泄热

C. 温补阳气,引火归原

D. 滋阴清热

E. 活血化瘀

67. 治疗应首选

A. 参苓白术散

B. 补中益气汤

C. 藿香正气散

D. 黄连温胆汤合中和汤

E. 补中益气汤合小半夏汤

(68～72题共用题干)

某女,28岁,因情志不遂,致脘腹痞满月余,现病人胃脘部满闷,胸膈胀闷,按之不痛,头晕身重,纳呆,偶有恶心,口不渴,苔白腻而厚,脉沉滑。

68.其辨证为
　A.肝气犯胃之呕吐
　B.痰湿中阻之眩晕
　C.肝胃不和之痞满
　D.饮食内停之痞满
　E.痰湿中阻之痞满

69.其治法为
　A.疏肝理气,和胃降逆
　B.温中化饮,和胃降逆
　C.健脾益气,和胃降逆
　D.除湿化痰,理气和中
　E.补气健脾,升清降浊

70.该患者应首选何方
　A.保和丸加减
　B.补中益气汤加减
　C.四七汤加减
　D.二陈平胃散加减
　E.越鞠丸合枳术丸加减

71.若病人胀满甚,苔腻水滑可加
　A.枳实、苏梗、桔梗
　B.大黄、枳实、厚朴
　C.旋覆花、代赭石
　D.鸡内金、麦芽、山楂
　E.陈皮、木香、香附

72.若病人兼脾胃虚弱可
　A.加党参、白术、砂仁
　B.加黄芪、甘草、饴糖
　C.加附子、肉桂、干姜
　D.改用补中益气汤
　E.加大剂量补气养血药

(73～76题共用题干)

患者,男,55岁。患胆结石3余年。近日因过食油腻之品,突发右胁疼痛,恶心呕吐,口苦,小便黄赤,大便干,舌红,苔黄腻,脉弦数。B超示胆囊炎伴胆结石。

73.中医诊断为
　A.胸痹
　B.真心痛
　C.胁痛
　D.郁证
　E.胸痛

74.其辨证是
　A.肝郁气滞
　B.胃气上逆
　C.肝胆湿热
　D.脾胃不和
　E.肝胃不和

75.其治法是
　A.疏肝和胃,行气止痛
　B.疏肝解郁,行气止痛
　C.健脾和胃,理气止痛
　D.清利肝胆,通降排石
　E.降逆和胃,和络止痛

76.治疗宜首选
　A.血府逐瘀汤
　B.龙胆泻肝汤
　C.柴胡疏肝散
　D.逍遥散
　E.疏肝健胃丸

(77～79题共用题干)

患者,女,腹中气聚,攻窜胀痛,时聚时散,脘闷纳呆,舌苔白腻,脉象弦缓。

77.辨证属于何型积聚
　A.肝气郁滞证
　B.寒湿中阻证
　C.食滞痰阻证
　D.气滞血阻证
　E.食热积滞证

78.治法宜用
　A.疏肝解郁,行气消聚
　B.导滞通便,理气化痰

C.温中散寒,行气化湿

D.理气活血,通络消积

E.补气养血,健胃消痞

79.最佳治疗方剂是

A.逍遥散

B.金铃子散

C.失笑散

D.木香顺气散

E.柴胡疏肝散

（80～83题共用题干）

患者,女,46岁。其慢性肝炎8年,近1月病情加重,腹大坚满,脘腹绷急,外坚内胀,拒按,烦热口苦,渴不欲饮,小便赤涩,大便秘结,面目肌肤发黄,舌边尖红苔黄腻,脉弦数。

80.其诊断是

A.鼓胀之阳虚水泛证

B.鼓胀之水湿困脾证

C.鼓胀之瘀结水留证

D.鼓胀之阴虚水停证

E.鼓胀之水热蕴结证

81.其治法是

A.温中健脾,行气利水

B.温补脾肾,化气利水

C.清热利湿,攻下逐水

D.活血化瘀,行气利水

E.滋肾柔肝,养阴利水

82.首选方是

A.中满分消丸

B.调营饮

C.实脾饮

D.附子理苓汤

E.六味地黄丸

83.服上方10天后,小便量多,腹胀减轻,但仍黄疸较重,上方可加

A.车前子、五味子

B.茵陈蒿汤

C.五苓散

D.薏苡仁、扁豆

E.青皮、陈皮、槟榔

（84～86题共用题干）

患者,男性,27岁。3天前因汗出受风诱发头身痛、恶寒、发热、咽痛,随即出现颜面及双下肢水肿,自服"解热镇痛药"热退肿不消。刻下症见颜面及双下肢水肿,尿少色黄赤,腰痛,周身不舒,咽喉红肿疼痛,舌暗红苔薄黄,脉滑数而见浮象。

84.应诊断为

A.感冒

B.水肿阳水

C.腰痛

D.肺胀

E.水肿阴水

85.辨证为

A.风热证

B.风水泛滥证

C.水湿浸渍证

D.湿热壅盛证

E.痰热壅肺证

86.治应以何方

A.麻黄连翘赤小豆汤合五味消毒饮

B.五皮饮合胃苓汤

C.银翘散

D.四妙丸合麻杏石甘汤

E.越婢加术汤

（87～89题共用题干）

患者,女性,40岁。大便出血,血色红,伴食少,体倦,面色萎黄,心悸,少寐,舌质淡,脉细。

87.其证候为

A.湿热下注证

B.脾胃虚寒证

C.气虚不摄证

D.气虚血溢证

E.胃热壅盛证

88.病机为

A. 中焦虚寒,统血无力
B. 湿热内蕴,脉络受损
C. 胃热内郁,热伤胃络
D. 虚火内炽,灼伤胃络
E. 中气亏虚,气不摄血

89. 治法是
A. 滋阴降火,凉血止血
B. 益气摄血
C. 健脾温中,养血止血
D. 清化湿热,凉血止血
E. 清胃泻火,化瘀止血

(90~91题共用题干)

患者,男,26岁。淋雨后出现泄泻,近6个小时已3次。现大便如水样,脘闷食少,腹痛肠鸣,恶寒,头痛,肢体酸痛,舌苔白腻,脉濡缓。

90. 治疗应首选
A. 保和丸
B. 白头翁汤
C. 枳实导滞丸
D. 葛根芩连汤
E. 藿香正气散

91. 若湿邪偏重,腹满肠鸣,小便不利,治宜选用
A. 胃苓汤
B. 实脾饮
C. 新加香薷饮
D. 理中丸
E. 小建中汤

(92~96题共用题干)

某女,32岁。症见小便点滴不通,口渴不欲饮,小腹胀满,口苦口黏,大便不畅,舌质红苔黄腻,脉数。

92. 其诊断为
A. 癃闭
B. 热淋
C. 腹痛

D. 血淋
E. 气淋

93. 其治法为
A. 清热利湿,排石通淋
B. 清热利湿,通利小便
C. 疏利气机,通利小便
D. 清热通淋,凉血止血
E. 宣肺利水

94. 其选方为
A. 石韦散
B. 八正散
C. 小蓟饮子
D. 沉香散
E. 清肺饮

95. 患者若兼心烦、口舌生疮、糜烂,可合
A. 小承气汤
B. 滋肾通关丸
C. 五磨饮子
D. 黄连上清丸
E. 导赤散

96. 若湿热久恋下焦,导致肾阴灼伤而出现口干咽燥,潮热盗汗,手足心热,舌光红,则可改用
A. 黄连温胆汤加大黄、丹参
B. 滋肾通关丸加苍术、黄柏等
C. 滋肾通关丸加生地黄、车前子、川牛膝等
D. 清开灵注射液
E. 六味地黄丸

(97~100题共用题干)

患者,男性,63岁。头摇肢颤5年余,筋脉拘挛,畏寒肢冷,四肢麻木,心悸懒言,动则气短,自汗,小便清长,舌淡苔薄白,脉沉迟无力。

97. 该病证候为
A. 阳气虚衰证
B. 肾阳虚证
C. 脾肾阳虚证
D. 肾阴虚证

E.脾气虚证

98.治则为

    A.健脾益肾,舒筋活络

    B.滋阴补肾,濡养筋脉

    C.补肾助阳,温煦筋脉

    D.健脾益气,以养筋脉

    E.温补肾阳

99.代表方剂是

    A.六味地黄丸

    B.大补元煎

C.归脾汤

D.金匮肾气丸

E.地黄饮子

100.若患者大便稀溏较著,可加用

    A.补骨脂、肉豆蔻

    B.干姜、肉豆蔻

    C.肉桂、干姜

    D.肉桂、吴茱萸

    E.五味子、吴茱萸

参考答案

基础知识

1. A	2. C	3. C	4. E	5. B	6. A	7. E	8. E	9. C	10. C
11. C	12. C	13. A	14. A	15. A	16. E	17. E	18. D	19. C	20. D
21. C	22. B	23. C	24. C	25. D	26. D	27. C	28. B	29. E	30. D
31. B	32. D	33. D	34. A	35. B	36. A	37. C	38. A	39. B	40. A
41. B	42. B	43. A	44. A	45. C	46. D	47. E	48. B	49. A	50. D
51. A	52. D	53. E	54. C	55. B	56. E	57. D	58. C	59. A	60. B
61. D	62. E	63. E	64. D	65. A	66. D	67. A	68. C	69. A	70. B
71. E	72. B	73. A	74. D	75. A	76. E	77. B	78. C	79. A	80. B
81. C	82. B	83. C	84. D	85. A	86. E	87. D	88. E	89. B	90. D
91. A	92. D	93. C	94. C	95. E	96. E	97. E	98. A	99. D	100. C

相关专业知识

1. B	2. A	3. D	4. E	5. B	6. B	7. C	8. B	9. D	10. C
11. A	12. B	13. A	14. A	15. E	16. E	17. E	18. B	19. E	20. B
21. B	22. D	23. A	24. E	25. C	26. D	27. D	28. B	29. D	30. D
31. A	32. A	33. D	34. D	35. D	36. D	37. B	38. A	39. D	40. B
41. A	42. B	43. A	44. B	45. C	46. B	47. E	48. D	49. D	50. A
51. D	52. D	53. E	54. B	55. C	56. C	57. B	58. C	59. A	60. B
61. D	62. B	63. A	64. E	65. A	66. D	67. E	68. D	69. B	70. A
71. C	72. D	73. A	74. E	75. D	76. B	77. B	78. E	79. C	80. B
81. B	82. A	83. D	84. C	85. B	86. A	87. A	88. E	89. E	90. D
91. A	92. C	93. E	94. C	95. A	96. B	97. C	98. B	99. E	100. C

专 业 知 识

1. B	2. C	3. D	4. D	5. D	6. C	7. C	8. E	9. C	10. E
11. B	12. D	13. A	14. A	15. B	16. D	17. B	18. C	19. A	20. E
21. A	22. C	23. B	24. B	25. C	26. D	27. E	28. B	29. E	30. D
31. D	32. A	33. B	34. A	35. A	36. A	37. E	38. D	39. E	40. D
41. C	42. E	43. D	44. B	45. E	46. E	47. D	48. B	49. C	50. C
51. B	52. B	53. B	54. C	55. C	56. A	57. D	58. B	59. E	60. B
61. D	62. C	63. D	64. E	65. D	66. C	67. E	68. C	69. D	70. D
71. D	72. E	73. A	74. B	75. D	76. A	77. D	78. B	79. B	80. C
81. B	82. D	83. C	84. C	85. A	86. B	87. D	88. E	89. C	90. B
91. A	92. D	93. A	94. D	95. B	96. C	97. E	98. B	99. B	100. A

专 业 实 践 能 力

1. D	2. B	3. D	4. C	5. C	6. C	7. B	8. A	9. A	10. E
11. B	12. B	13. A	14. D	15. A	16. E	17. E	18. B	19. B	20. E
21. E	22. C	23. D	24. B	25. B	26. B	27. E	28. B	29. B	30. B
31. E	32. D	33. A	34. B	35. E	36. C	37. D	38. A	39. C	40. D
41. B	42. D	43. B	44. B	45. D	46. D	47. D	48. E	49. B	50. E
51. B	52. A	53. D	54. D	55. C	56. A	57. D	58. B	59. B	60. E
61. D	62. B	63. A	64. E	65. D	66. A	67. D	68. E	69. D	70. D
71. A	72. A	73. C	74. C	75. D	76. B	77. B	78. C	79. D	80. E
81. C	82. A	83. B	84. B	85. B	86. E	87. C	88. E	89. B	90. E
91. A	92. A	93. B	94. B	95. E	96. C	97. A	98. C	99. E	100. B

全国中医药专业技术资格考试

中医内科专业（中级）押题秘卷（二）

考试日期： 年 月 日

考生姓名：＿＿＿＿＿＿＿＿

准考证号：＿＿＿＿＿＿＿＿

考　　点：＿＿＿＿＿＿＿＿

考　场　号：＿＿＿＿＿＿＿＿

一、A1 型题

1. "阳胜则阴病"的病理表现是

    A. 实寒

    B. 虚热

    C. 虚实寒热错杂

    D. 虚寒

    E. 实热

2. 肺"通调水道"功能正常的生理基础是

    A. 肺朝百脉

    B. 肺司呼吸

    C. 肺主一身之气

    D. 肺输精于皮毛

    E. 肺主宣发和肃降

3. 具有"泌别清浊"功能的脏腑是

    A. 大肠

    B. 膀胱

    C. 小肠

    D. 胃

    E. 肾

4. 下列"诸海"中不正确的是

    A. 胃为水谷之海

    B. 肺为气之海

    C. 脑为髓海

    D. 冲脉为十二经脉之海

    E. 冲脉为血海

5. "大实有赢状"所描述的病证是

    A. 真虚假实证

    B. 虚实夹杂证

    C. 实证

    D. 虚证

    E. 真实假虚证

6. 与毛发荣枯关系最密切的物质是

    A. 精与气

    B. 津与液

    C. 气与血

    D. 气与津

    E. 精与血

7. 能护卫肌表、防御外邪入侵的是

    A. 元气

    B. 宗气

    C. 卫气

    D. 营气

    E. 清气

8. 十二经脉的功能活动反应于体表的部位是

    A. 孙络

    B. 十二经筋

    C. 十二皮部

    D. 十五别络

    E. 浮络

9. 产生薄厥的病因是

    A. 过度恐惧,恐则气下

    B. 过度嬉笑,喜则气缓

    C. 过度愤怒,怒则气上

    D. 过度悲哀,悲则气消

    E. 过度思虑,思则气结

10. "不得虚,邪不能独伤人",主要指的是

    A. 邪气是发病的重要条件

    B. 邪气伤人,必伤人体的正气

    C. 正气不足,邪气易于侵犯人体

    D. 正气不足,邪气亢盛

    E. 正气虚弱,邪气不足

11. 最容易产生内燥病变的脏腑是
    A. 肺、胃、三焦
    B. 胃、肾、三焦
    C. 肝、胃、大肠
    D. 肺、胃、大肠
    E. 肺、脾、肾

12. 阳气不足之人,慎用寒凉药物,属于的治则是
    A. 因时制宜
    B. 因人制宜
    C. 因地制宜
    D. 治病求本
    E. 扶正祛邪

13. 治疗瘀血所致的崩漏,应选用的治法是
    A. 收涩止血法
    B. 塞因塞用法
    C. 益气摄血法
    D. 通因通用法
    E. 温补肝肾法

14.《素问·六微旨大论》中的"是以升降出入,无器不有",说明了气的运动具有
    A. 代表性
    B. 对立性
    C. 普遍性
    D. 特殊性
    E. 相关性

15. 下列不属于《素问·玉机真藏论》"五实"内容的是
    A. 腹胀
    B. 前后不通
    C. 闷瞀
    D. 饮食不入
    E. 皮热

16. 桂枝甘草汤证的主要表现为

    A. 脉结代,心动悸
    B. 心下悸,欲得按
    C. 心中悸而烦
    D. 气从少腹上冲心
    E. 心下逆满

17. 柴胡桂枝汤的组成是
    A. 小柴胡汤加桂枝
    B. 桂枝汤加柴胡
    C. 小柴胡汤与桂枝汤各取半量合方
    D. 由柴胡与桂枝组成
    E. 大柴胡汤加桂枝

18. 不属于太阴脏虚寒证的症状是
    A. 胸下结硬
    B. 腹满
    C. 呕吐,食不下
    D. 自利不渴
    E. 时腹自痛

19. 下列何症不会在枳实栀子豉汤证中出现
    A. 发热
    B. 口渴
    C. 心烦懊憹
    D. 小便不利
    E. 少寐

20. "渴欲饮水,口干舌燥者",方用
    A. 瓜蒌瞿麦丸
    B. 肾气丸
    C. 蛤蚧散
    D. 白虎加人参汤
    E. 猪苓汤

21.《金匮要略》论寒疝的主症是
    A. 腹痛
    B. 厥冷
    C. 便秘
    D. 冷汗出

E. 阴囊偏大偏小

22. 下列各项中,属于瓜蒌桂枝汤中选用瓜蒌根为主药治疗的临床依据是
    A. 身体强几几
    B. 汗出
    C. 恶风
    D. 脉沉迟
    E. 无汗而小便反少

23. 春温的诊断要点中,不妥当的是
    A. 发生于春季
    B. 初起即见里热证候
    C. 初起皆兼卫表证
    D. 易出现动风、闭窍、动血等危重症
    E. 后期易伤肝肾之阴

24. 五叶芦根汤可用于下列何证
    A. 湿温后期,余湿未尽证
    B. 风温后期,肺胃阴伤证
    C. 春温后期,邪留阴分证
    D. 暑湿后期,肺胃气液两虚证
    E. 湿温后期,湿胜阳微证

25. 黄芪配伍茯苓,茯苓能增强黄芪补气利水的功效,属于
    A. 相须
    B. 相使
    C. 相畏
    D. 相杀
    E. 相恶

26. 贝壳、甲壳、化石等类药物入汤剂的用法是
    A. 先煎
    B. 后下
    C. 另煎
    D. 布包煎
    E. 烊化兑服

27. 长于鼓舞脾胃清阳之气而治疗湿热泻痢、脾虚泄泻的药物是
    A. 葛根
    B. 薄荷
    C. 桑叶
    D. 芦根
    E. 天花粉

28. 关于大黄的使用禁忌,说法错误的是
    A. 妇女月经期慎用
    B. 妇女哺乳期慎用
    C. 孕妇便秘忌用
    D. 孕妇慎用
    E. 脾胃虚弱者慎用

29. 下列各项,不属厚朴功效的是
    A. 行气
    B. 活血
    C. 燥湿
    D. 消积
    E. 平喘

30. 善于治疗膏淋的药物是
    A. 滑石
    B. 萆薢
    C. 石韦
    D. 车前子
    E. 海金沙

31. 既能消食健胃,又能涩精止遗,还可治疗小儿脾虚疳积的药物是
    A. 麦芽
    B. 乌梅
    C. 莱菔子
    D. 银柴胡
    E. 鸡内金

32. 蒲黄具有的功效是
    A. 止血,化瘀,利尿

B. 止血,温胃,行气

C. 止血,敛肺,下气

D. 止血,敛肺,止咳

E. 止泻,活血,定痛

33. 能破血除痹,长于治疗风湿肩臂疼痛的药物是

A. 川芎

B. 羌活

C. 鸡血藤

D. 桑枝

E. 姜黄

34. 具有平肝疏肝功效的药物是

A. 钩藤

B. 薄荷

C. 柴胡

D. 刺蒺藜

E. 沙苑子

35. 具有补肺肾、纳气平喘功效的药物是

A. 龙骨

B. 牡蛎

C. 磁石

D. 蛤蚧

E. 白果

36. 具有活血止痛、行气解郁、清心凉血、利胆退黄功效的药物是

A. 郁金

B. 益母草

C. 川芎

D. 丹参

E. 玄参

37. 鹿茸具有的功效是

A. 补肾阴,益精血

B. 补肾阳,益精血

C. 补肾阴,祛风湿

D. 补肾阳,祛风湿

E. 补肾阴,止胎动

38. 下列各项,属于反佐药范畴的是

A. 降低君臣药之毒

B. 缓和君臣药之峻

C. 监制君臣药之偏

D. 防止邪甚而拒药

E. 协助君臣药之力

39. 麻黄、杏仁同用的方剂是

A. 麻子仁丸

B. 杏苏散

C. 桂枝汤

D. 桑杏汤

E. 麻黄汤

40. 下列各项是对十枣汤使用注意事项的描述,其中欠妥的是

A. 根据患者耐药性酌情增减药量

B. 宜清晨空腹时服用

C. 年老体弱者慎用

D. 宜从大剂量开始

E. 孕妇忌用

41. 逍遥散中配伍薄荷的用意是

A. 疏肝散热

B. 散肝舒脾

C. 升发清阳

D. 行气疏肝

E. 清利头目

42. 下列哪项不属于小蓟饮子的组成

A. 滑石、木通

B. 生地黄、小蓟

C. 当归、川芎

D. 蒲黄、藕节

E. 当归、山栀子

43. 回阳救急汤组成中含有的药物是
    A. 生附子、炒白术
    B. 生白术、制半夏
    C. 熟附子、五味子
    D. 桂枝、陈皮
    E. 干姜、麝香

44. 四神丸中"姜枣同煮,枣肉为丸"的用意是
    A. 调和营卫
    B. 温补脾胃
    C. 补中养血
    D. 调和诸药
    E. 温中止泻

45. 朱砂安神丸的功用是
    A. 养心安神,滋阴补肾
    B. 补肾宁心,益智安神
    C. 益阴明目,重镇安神
    D. 镇心安神,清热养血
    E. 清热开窍,镇痉安神

46. 紫雪的主治病证是
    A. 热闭内陷心包证
    B. 痰热内闭心包证
    C. 热盛动风证
    D. 暑令时疫
    E. 暑秽

47. 苏子、苏叶同用的方剂是
    A. 香苏散
    B. 参苏饮
    C. 半夏厚朴汤
    D. 苏子降气汤
    E. 三子养亲汤

48. 桂枝茯苓丸的功用是
    A. 活血化瘀,行气止痛
    B. 活血化瘀,缓消癥块
    C. 活血化瘀,疏肝通络
    D. 活血化瘀,散结止痛
    E. 化瘀消肿,定痛止血

49. 百合固金汤和养阴清肺汤两方组成中均含有的药物是
    A. 白芍、甘草
    B. 牡丹皮、当归
    C. 麦冬、贝母
    D. 生地黄、玄参
    E. 桔梗、薄荷

50. 猪苓汤中配伍阿胶的用意是
    A. 滋阴润燥
    B. 滋阴止咳
    C. 养血益气
    D. 补血止血
    E. 滋阴补血

二、B1 型题

答题说明

以下提供若干组考题,每组考题共用在考题前列出的 A、B、C、D、E 五个备选答案。请从中选择一个与问题关系最密切的答案。某个备选答案可能被选择一次、多次或不被选择。

(51~52 题共用备选答案)
A. 怒
B. 喜
C. 悲
D. 恐
E. 思

51. 喜所胜的是
52. 恐所胜的是

(53~54 题共用备选答案)

A. 开泄

B. 炎热

C. 炎上

D. 黏滞

E. 凝滞

53. 暑为阳邪的特性是

54. 火为阳邪的特性是

（55～56 题共用备选答案）

A. 实寒证

B. 实热证

C. 寒热错杂

D. 虚寒证

E. 虚热证

55. 阴偏盛引起的证候是

56. 阴偏衰引起的证候是

（57～58 题共用备选答案）

A. 脾

B. 肝

C. 心

D. 肾

E. 肺

57. 主治节的脏是

58. 主纳气的脏是

（59～60 题共用备选答案）

A. 恶心呕吐

B. 咳逆上气

C. 头晕目眩、耳鸣

D. 胃脘疼痛

E. 脘腹有重坠感

59. 上气不足，可引起的症状是

60. 胃气上逆，可引起的症状是

（61～62 题共用备选答案）

A. 阳虚则外寒

B. 阴虚则内热

C. 阳盛则阴病

D. 阳盛则外热

E. 阴盛则内寒

61. 出于《素问·调经论》，指外感寒邪早期，寒邪郁遏卫阳，体表失于温煦

62. 出于《素问·调经论》，指外邪郁遏卫阳，阳气不得宣泄的外感发热

（63～64 题共用备选答案）

A. 筋痹

B. 骨痹

C. 肌痹

D. 皮痹

E. 脉痹

63. 《素问·痹论》曰：以冬遇此者为

64. 《素问·痹论》曰：以春遇此者为

（65～66 题共用备选答案）

A. 里热炽盛，迫津外越

B. 营卫失和，卫不固营

C. 肠胃实热，迫津外越

D. 阳气虚衰，卫阳不固

E. 热郁于里，郁热上蒸

65. 桂枝汤证汗出的病机是

66. 白虎加人参汤证汗出的病机是

（67～68 题共用备选答案）

A. 吴茱萸汤

B. 当归四逆汤

C. 四逆散

D. 真武汤

E. 四逆汤

67. 少阴病，脉沉者，急温之，治宜选用

68. 手足厥寒，脉细欲绝者，治宜选用

（69～70 题共用备选答案）

A. 气血不足，血行凝滞

B. 肝阴不足，心血亏虚

C. 阴阳两虚，失于固摄

D. 阴虚火旺，气化不利

E. 心脾两虚

69. 酸枣仁汤主治虚劳失眠,其病机是

70. 桂枝加龙骨牡蛎汤主治虚劳,其病机是

(71~72题共用备选答案)

A. 养阴清热,止逆下气

B. 温肺复气

C. 泻肺逐邪

D. 解毒排脓

E. 宣痹通阳

71. 麦门冬汤证的治则是

72. 葶苈大枣泻肺汤证的治则是

(73~74题共用备选答案)

A. 湿阻膜原,湿重热轻

B. 邪遏卫气,湿重于热

C. 湿热并重,阻于中焦

D. 湿重于热,困阻中焦

E. 湿热并重,弥漫三焦

73. 症见身热汗出不解,口渴不欲多饮,脘痞呕恶,心中烦闷,便溏色黄,小便短赤,苔黄腻,脉濡数。证属

74. 症见身热不扬,胸闷脘痞,恶心欲吐,渴不欲饮,大便溏泄,小便混浊,苔白腻,脉濡缓。证属

(75~76题共用备选答案)

A. 犀角地黄汤

B. 清瘟败毒饮

C. 羚角钩藤汤

D. 犀地清络饮

E. 神犀丹

75. 温病热盛迫血证,治宜选用

76. 温病热盛动风证,治宜选用

(77~78题共用备选答案)

A. 细辛

B. 肉桂

C. 白术

D. 丁香

E. 吴茱萸

77. 下元虚冷,虚阳上浮,见上热下寒者,宜选用

78. 脾肾虚寒,久泻,五更泻者,宜选用

(79~80题共用备选答案)

A. 薄荷

B. 牛蒡子

C. 蝉蜕

D. 荆芥

E. 浮萍

79. 功能疏散风热、解毒透疹、消肿利咽的药物是

80. 功能疏散风热、明目透疹、息风止痉的药物是

(81~82题共用备选答案)

A. 甘遂

B. 芫花

C. 巴豆

D. 牵牛子

E. 番泻叶

81. 具有泻水逐饮、消肿散结功效的药物是

82. 具有泻水逐饮、祛痰止咳功效的药物是

(83~84题共用备选答案)

A. 三七

B. 花蕊石

C. 降香

D. 蒲黄

E. 茜草

83. 止血不留瘀,化瘀不伤正的药物是

84. 既能止血化瘀,又能利尿通淋的药物是

(85~86题共用备选答案)

A. 驱杀绦虫,宜研末,用温开水送服

B. 驱杀绦虫,用冷开水调,饭后服

C. 生用力佳,炒用力缓,鲜者优于陈年者

D. 驱杀姜片虫,宜文火久煎

E. 治疗疥癣,宜研末,用醋或蜂蜜涂患处

85. 槟榔的用法是
86. 南瓜子的用法是

(87~88题共用备选答案)
A. 半夏
B. 瓜蒌
C. 白芥子
D. 川贝母
E. 桔梗

87. 阴虚燥咳宜选用的药物是
88. 肺痈吐脓宜选用的药物是

(89~90题共用备选答案)
A. 桑菊饮
B. 银翘散
C. 麻杏石甘汤
D. 白虎汤
E. 泻白散

89. 吴瑭所称"辛凉轻剂"是
90. 吴瑭所称"辛凉平剂"是

(91~92题共用备选答案)
A. 寒下剂
B. 温下剂
C. 润下剂
D. 逐水剂
E. 攻补兼施剂

91. 黄龙汤属于
92. 大陷胸汤属于

(93~94题共用备选答案)
A. 益气生津,敛阴止汗
B. 养阴润燥,益胃生津
C. 敛肺止咳,益气养阴

D. 滋阴泻火,固表止汗
E. 益气固表止汗

93. 生脉散的功用是
94. 当归六黄汤的功用是

(95~96题共用备选答案)
A. 朱砂安神丸
B. 天王补心丹
C. 酸枣仁汤
D. 导赤散
E. 归脾汤

95. 治疗心肾阴亏血少之心悸失眠,首选的方剂是
96. 治疗心脾气血两虚之心悸失眠,首选的方剂是

(97~98题共用备选答案)
A. 补气固表
B. 补气行血
C. 补气生血
D. 补气升阳
E. 补气行水

97. 补阳还五汤中黄芪的配伍意义是
98. 补中益气汤中黄芪的配伍意义是

(99~100题共用备选答案)
A. 燥湿运脾
B. 健脾助运
C. 补气健脾
D. 渗湿健脾
E. 发汗祛湿

99. 九味羌活汤中配伍苍术的主要用意是
100. 平胃散中配伍苍术的主要用意是

一、A1 型题

答题说明

以下每一道考题下面有 A、B、C、D、E 五个备选答案。请从中选择一个最佳答案。

1. 日晡潮热见于
   A. 阳明经证
   B. 阳明腑实证
   C. 太阳经证
   D. 少阳经证
   E. 太阴经证

2. 舌青紫湿润,舌体短缩,属于
   A. 热盛伤津
   B. 气血俱虚
   C. 风痰阻络
   D. 寒凝筋脉
   E. 痰浊内蕴

3. 舌红绛而肿胀,属于
   A. 脾胃湿热,痰热内结
   B. 阴虚火旺,津液耗伤
   C. 心脾热盛,热毒上壅
   D. 气血阴液不足
   E. 脾肾阳虚,水湿内停

4. 易生风动血的病邪是
   A. 暑邪
   B. 寒邪
   C. 风邪
   D. 湿邪
   E. 火邪

5. 口唇、鼻孔、咽喉干燥,口渴饮水,干咳少痰,大便干燥,小便短黄,脉浮,属于
   A. 暑淫证
   B. 火淫证
   C. 燥淫证
   D. 湿淫证
   E. 风淫证

6. 咳声如犬吠,伴有声音嘶哑、呼吸困难,多见于
   A. 顿咳
   B. 白喉
   C. 肺气虚损
   D. 痰湿阻肺
   E. 阴虚肺燥

7. 具有沉按实大弦长特征的脉象是
   A. 伏脉
   B. 牢脉
   C. 实脉
   D. 洪脉
   E. 大脉

8. 脉来浮大中空,如按葱管者,其主病是
   A. 亡血失精
   B. 气血两虚
   C. 半产漏下
   D. 阴寒内盛
   E. 失血伤阴

9. 下列哪项不符合阳证的临床特点
   A. 呼吸气粗
   B. 喘促痰鸣
   C. 狂躁不安
   D. 不渴或喜热饮
   E. 便干或秘结不通

10. 脘腹痞胀,泛吐清水,脘腹部水声辘辘,属
    A. 水停
    B. 支饮
    C. 痰饮
    D. 溢饮
    E. 悬饮

11. 以下哪项不是气陷证的临床特征
    A. 头晕眼花
    B. 内脏下垂
    C. 阴挺脱肛
    D. 小便失禁
    E. 大便稀溏

12. 以心悸多梦、眩晕肢麻、经少色淡、爪甲不荣为主要表现的证候是
    A. 心肝血虚证
    B. 心脾气血虚证
    C. 肝肾阴虚证
    D. 心肾不交证
    E. 心肺气虚证

13. 肝血虚证不可见
    A. 关节拘急
    B. 肢体麻木
    C. 肌肉眴动
    D. 手足颤动
    E. 颈项强直

14. 渴喜热饮,饮水不多属于
    A. 中气不足
    B. 阴虚火旺
    C. 瘀血内阻
    D. 热入营血
    E. 痰湿内停

15. 大便中经常含有较多未消化的食物,属于
    A. 肝郁脾虚
    B. 脾不统血
    C. 大肠湿热
    D. 肛门瘀血
    E. 脾胃虚寒

16. 咽喉淡红漫肿者,属
    A. 肺胃热盛
    B. 阴虚火旺
    C. 痰湿凝聚

    D. 肾水亏少
    E. 肺胃热毒

17. 反复发作的呼气性呼吸困难,主要见于
    A. 气道异物
    B. 支气管哮喘
    C. 大叶性肺炎
    D. 肺不张
    E. 气胸

18. 直肠指诊时,触到表面凹凸不平、质地坚硬的肿物,应首先考虑的是
    A. 肛裂
    B. 直肠周围脓肿
    C. 直肠癌
    D. 直肠息肉
    E. 直肠囊肿

19. 中枢性呕吐的常见病因是
    A. 急性胆囊炎
    B. 脑出血
    C. 胆石症
    D. 急性胰腺炎
    E. 肠梗阻

20. 既往史不包括
    A. 以往健康状况
    B. 以往所患疾病
    C. 外伤史
    D. 预防接种史
    E. 烟酒嗜好

21. 突然呼吸困难,一侧呼吸音消失,见于
    A. 急性心肌梗死
    B. 急性左心衰
    C. 支气管哮喘
    D. 自发性气胸
    E. 胸膜炎

22. 关于扁桃体肿大的叙述,正确的是

A. Ⅰ度肿大为超过咽腭弓

B. Ⅱ度肿大为达到中线

C. 超过咽腭弓而未达到中线是Ⅲ度肿大

D. 扁桃体肿大共分Ⅳ度

E. 达到或超过咽后壁中线为Ⅲ度肿大

23. 肋脊点和肋腰点压痛可见于

A. 膀胱炎

B. 急性肾盂肾炎

C. 尿道炎

D. 输尿管结石

E. 输卵管炎

24. 下列除哪项外,均可出现语颤减弱

A. 气胸

B. 肺空洞

C. 肺气肿

D. 极度衰弱

E. 胸壁肥厚

25. 肝性脑病患者常见的是

A. 静止性震颤

B. 老年性震颤

C. 动作性震颤

D. 细震颤

E. 扑翼样震颤

26. 右上腹痛,向右腰背放射,伴发热、黄疸、小便发黄。最可能的诊断是

A. 胃溃疡穿孔

B. 右侧输尿管结石

C. 急性胆囊炎

D. 急性胰腺炎

E. 肝囊肿

27. 正常人的肺下界移动度是

A. 5 ~ 7cm

B. 4 ~ 7cm

C. 4 ~ 6cm

D. 3 ~ 4cm

E. 6 ~ 8cm

28. 外周血涂片发现大量原始细胞,提示为下列哪种疾病

A. 慢性白血病

B. 类白血病反应

C. 急性白血病

D. 再生障碍性贫血

E. 原发性血小板减少性紫癜

29. 成年女性血红蛋白的正常值是

A. 105 ~ 150g/L

B. 110 ~ 150g/L

C. 110 ~ 155g/L

D. 115 ~ 155g/L

E. 120 ~ 160g/L

30. 下列哪项不是右心室肥大的心电图表现

A. $Rv_5 > 2.5mV$

B. $Rv_1 > 1.0mV$

C. V_1 导联 R/S < 1

D. 心电轴右偏

E. $R_{aVR} > 0.5mV$

31. 心电图的标准走纸速度是

A. 2.5mm/s

B. 5mm/s

C. 15mm/s

D. 25mm/s

E. 50ram/s

32. Ⅱ、Ⅲ、aVF 导联出现心肌梗死的图形,说明梗死部位在

A. 前间壁

B. 广泛前壁

C. 下壁

D. 高侧壁

E. 正后壁

33. 中央型肺癌的直接征象是

A. 黏液嵌塞征

B. 局限性肺气肿

C. 段或叶的肺不张

D. 阻塞性肺炎

E. 肺门肿块

34. 甲亢时不会见到

A. 体重增加

B. 双眼球突出

C. 甲状腺肿大伴血管杂音

D. 眼睑闭合障碍

E. 心率增快

35. 传染病的潜伏期是指

A. 自病原体侵入机体至典型症状出现

B. 自病原体侵入机体至排出体外

C. 自病原体侵入机体至临床症状开始出现

D. 自接触传染源至患者开始出现症状

E. 自接触传染源至典型症状出现

36. 中医学认为流脑出现斑疹的病机主要是

A. 气营两燔

B. 热闭心包

C. 邪犯卫表

D. 肺气郁闭

E. 内闭外脱

37. 目前菌痢的病原治疗首选的抗菌药物是

A. 氯霉素

B. 四环素

C. 磺胺药

D. 呋喃唑酮

E. 氟喹诺酮类

38. 伤寒的主要病变部位在

A. 回肠下段

B. 乙状结肠

C. 小肠上段

D. 十二指肠

E. 直肠

39. 下列有关消毒方法的描述,不正确的是

A. 微波消毒属高效消毒法

B. 异丙醇属中效消毒法

C. 通风换气属低效消毒法

D. 高效消毒可杀灭一切微生物

E. 病原体及消毒方法相同,在不同的物品上消毒效果相同

40. 在活动难度较大时,达到工作效率最佳水平,需要的动机强度较

A. 低

B. 高

C. 中等

D. 不变

E. 不一定

41. 下列关于心身疾病的条件,说法不正确的是

A. 心身疾病发病的原因应当是心理社会因素,或者心理社会因素是重要诱因

B. 具有由心理因素引起的躯体症状

C. 该躯体或者有明确的器质性病理改变,或者有已知的病理生理变化为基础

D. 不是神经症或精神病

E. 心身疾病发病的原因只能是心理社会因素

42. 下列哪项不是良好的医患关系的重要性

A. 提高病人的社交能力

B. 使患者逐步建立治疗动机

C. 造就医患之间的信任感

D. 医患关系本身就是一种治疗手段

E. 为医生设计、修订治疗方案提供可靠的依据

43.《希波克拉底誓言》的精髓是

A. 救人,至少不伤害

B. 爱人与爱艺术平行

C. 恪守职业道德

D. 尊重病人

E. 对病人要有同情心

44. 对患者享有知情同意权的正确理解是
    A. 完全知情,必须签字同意
    B. 不一定知情,只需签字同意
    C. 完全知情,无需签字同意
    D. 患者与家属具有同等行使权力
    E. 无法知情同意时不做处理

45. 体现医师克己美德的做法是
    A. 风险大的治疗尽量推给别人
    B. 点名手术无论大小能做多少就做多少
    C. 只要是对病人有利的要求有求必应
    D. 只要是病人的要求就有求必应
    E. 对病人有利而又无损自我利益的才去做

46. 下列不属医学道德评价方式的是
    A. 社会舆论
    B. 内心信念
    C. 法律条文
    D. 传统习惯
    E. 自我评价

47. 卫生法中的行政责任主要是指
    A. 单位和个人在国家行政管理工作中应尽的义务
    B. 单位和个人违反民法规定应承担的责任
    C. 单位和个人违反刑法规定应承担的责任

D. 单位和个人违反行政管理法规规定义务应承担的责任
E. 单位和个人违反行政诉讼法应承担的法律责任

48.《中华人民共和国药品管理法》规定医疗机构购进药品必须建立并执行
    A. 药品购进计划
    B. 招标采购计划
    C. 不得在市场销售的规定
    D. 进货检查验收制度
    E. 药品广告管理规定

49.《中华人民共和国中医药条例》中明确国家发展中医药的方针是
    A. 保持中医药特色
    B. 中西医并重
    C. 优先发展中医药
    D. 全面发展中医药
    E. 西医为主,中医为辅

50. 目前,我国卫生法所涉及的民事责任的主要承担方式是
    A. 恢复原状
    B. 消除危险
    C. 停止侵害
    D. 赔偿损失
    E. 支付违约金

二、B1 型题

答题说明

以下提供若干组考题,每组考题共用在考题前列出的 A、B、C、D、E 五个备选答案。请从中选择一个与问题关系最密切的答案。某个备选答案可能被选择一次、多次或不被选择。

(51~52 题共用备选答案)
    A. 脾胃虚弱
    B. 食滞胃脘
    C. 胃强脾弱
    D. 湿热蕴脾
    E. 肝胆湿热

51. 厌食油腻,胁肋胀痛、灼热,口苦泛呃,属
52. 厌食油腻,脘腹痞闷,呕恶便溏,属

(53~54 题共用备选答案)
    A. 脾胃气虚
    B. 气血不足

C. 阴寒凝滞

D. 寒湿阻郁

E. 湿热熏蒸

53. 面目一身俱黄,黄而鲜明如橘子色的病因是

54. 面目一身俱黄,黄而晦暗如烟熏的病因是

(55~56 题共用备选答案)

A. 血虚不润

B. 脾虚湿浸

C. 先天舌裂

D. 热盛伤津

E. 寒湿壅盛

55. 舌淡白而有裂纹者,属

56. 舌红绛而有裂纹者,属

(57~58 题共用备选答案)

A. 谵语

B. 郑声

C. 独语

D. 错语

E. 太息

57. 神志不清,语言重复,时断时续,语音低弱,为

58. 神志不清,语无伦次,声高有力,为

(59~60 题共用备选答案)

A. 细脉

B. 微脉

C. 弱脉

D. 濡脉

E. 散脉

59. 具有极细极软、按之欲绝、若有若无特征的脉象是

60. 具有沉细无力而软特征的脉象是

(61~62 题共用备选答案)

A. 邪入关节

B. 邪入脏腑

C. 邪气入络

D. 邪犯皮毛

E. 邪气入经

61. 小儿食指络脉显于气关为

62. 小儿食指络脉显于命关为

(63~64 题共用备选答案)

A. 血虚证

B. 血寒证

C. 血脱证

D. 气不摄血证

E. 气血虚证

63. 突然大失血后,面色苍白,头晕眼花,心悸气短,四肢逆冷,脉芤,属于

64. 面色菱黄,口唇爪甲淡白,头晕眼花,两目干涩,心悸,多梦健忘,舌淡脉细,属于

(65~66 题共用备选答案)

A. 肝胆湿热证

B. 肝火犯肺证

C. 肝郁脾虚证

D. 肝肾阴虚证

E. 肝胃不和证

65. 以胁胀作痛,情志抑郁,腹胀便溏为主要表现的证候是

66. 以脘胁胀痛,嗳气吞酸,情绪抑郁为主要表现的证候是

(67~68 题共用备选答案)

A. 糖尿病酮症酸中毒

B. 急性左心衰

C. 肺炎链球菌肺炎

D. 湿性胸膜炎

E. 支气管哮喘

67. 呼吸困难伴胸痛,见于

68. 呼吸困难伴昏迷,见于

(69~70 题共用备选答案)

A. 墨菲征阳性

B. 库瓦济埃征阳性

C. 麦氏点压痛

D. 库瓦济埃征阴性

E. 板状腹

69. 胰头癌引起梗阻性黄疸,可见

70. 急性胆囊炎,可见

(71~72 题共用备选答案)

A. 胸骨角附近

B. 左下肺

C. 左上肺

D. 喉部

E. 肩胛区

71. 正常支气管呼吸音的听诊部位在

72. 正常支气管肺泡呼吸音的听诊部位在

(73~74 题共用备选答案)

A. 抽搐伴苦笑面容

B. 抽搐伴高血压、肢体瘫痪

C. 抽搐伴高热

D. 抽搐前有先兆

E. 抽搐不伴有意识障碍

73. 破伤风表现为

74. 脑出血表现为

(75~76 题共用备选答案)

A. 淡黄色尿

B. 淡红色尿

C. 酱油样尿

D. 深黄色尿

E. 乳白色尿

75. 急性溶血时可出现

76. 丝虫病患者可出现

(77~78 题共用备选答案)

A. 35~45mmHg

B. 40~45mmHg

C. <50mmHg

D. <60mmHg

E. <80mmHg

77. 正常人动脉血二氧化碳分压为

78. 呼吸衰竭的诊断标准是动脉血氧分压为

(79~80 题共用备选答案)

A. T 波倒置

B. ST 段明显上抬,呈弓背向上的单向曲线

C. T 波高耸

D. ST 段下移

E. 异常深而宽的 Q 波

79. 心肌损伤的心电图改变是

80. 心肌坏死的心电图改变是

(81~82 题共用备选答案)

A. 结肠充盈良好,管壁光滑,结肠袋规则整齐

B. 结肠内充盈缺损,与肠壁不固定,随肠内容物活动

C. 结肠局限性不规则充盈缺损,结肠袋消失,管腔变窄,与正常肠壁分界清楚

D. 结肠有痉挛,可见向心性狭窄,肠袋变浅,肠壁见小毛刺状凸出龛影

E. 结肠内充盈缺损,结肠袋规则整齐

81. 结肠癌的 X 线表现是

82. 溃疡性结肠炎的 X 线表现是

(83~84 题共用备选答案)

A. 病程超过 1 年

B. 病程超过 1 月

C. 病程超过 2 周

D. 病程超过 2 月

E. 病程超过半年

83. 慢性肝炎

84. 慢性菌痢

(85~86 题共用备选答案)

A. 消化道传播

B. 蚊虫媒介传播

C. 皮肤黏膜接触传播

D. 体液传播

E. 呼吸道传播

85. 流行性感冒的主要传播途径是

86. 伤寒的主要传播途径是

(87 ~ 88 题共用备选答案)

　　A. 呼吸道传染病

　　B. 肠道传染病

　　C. 人畜共患病

　　D. 虫媒传染病

　　E. 性传播疾病

87. 乙型肝炎属于

88. 甲型肝炎属于

(89 ~ 90 题共用备选答案)

　　A. 认知过程障碍

　　B. 意志障碍

　　C. 情感过程障碍

　　D. 行为障碍

　　E. 心因性精神障碍

89. 知觉障碍、注意障碍、自知力障碍属于

90. 兴奋状态、木僵状态、违拗症属于

(91 ~ 92 题共用备选答案)

　　A. 抑郁症

　　B. 焦虑症

　　C. 神经衰弱

　　D. 强迫症

　　E. 恐惧症

91. 患者时刻感到不快,悲伤,焦虑,身体不适,睡眠差

92. 患者常常抱怨心情紧张,精神容易疲劳,爱发脾气,睡眠差

(93 ~ 94 题共用备选答案)

　　A. 受试者知情同意

　　B. 有利于医学和社会发展

　　C. 维护受试者利益

　　D. 试验者绝大多数赞成

　　E. 严谨的科学态度

93. 人体实验道德原则中最重要、最基本的原则是

94. 不属于人体实验道德原则的是

(95 ~ 96 题共用备选答案)

　　A. 对有危险或伤害的诊治措施,通过评价,选择利益大于危险或利益大于伤害的行动

　　B. 将有关的类似个案以同样的准则加以处理,而将不同的个案以不同的准则加以处理

　　C. 人在患病后,有权选择接受或拒绝医生制定的诊治方案

　　D. 杜绝对病人的有意伤害

　　E. 医生在诊断时考虑病人的各方面因素

95. 体现公正原则的是

96. 体现不伤害原则的是

(97 ~ 98 题共用备选答案)

　　A. 吊销执业证书

　　B. 给予警告

　　C. 承担赔偿责任

　　D. 予以取缔

　　E. 追究刑事责任

97. 医师在职业活动中违反《中华人民共和国执业医师法》规定,违法行为严重的应

98. 医师在职业活动中违反《中华人民共和国执业医师法》规定,违法构成犯罪的应

(99 ~ 100 题共用备选答案)

　　A. 记大过

　　B. 罚款

　　C. 降级

　　D. 罚金

　　E. 开除

99. 只能由具有行政处罚权的机关作出的法律制裁是

100. 只能由国家审判机关作出的法律制裁是

一、**A2 型题**

> **答题说明**
>
> 以下每一道考题下面有 A、B、C、D、E 五个备选答案。请从中选择一个最佳答案。

1. 患者,女,23 岁。发热恶寒,肢节酸痛,头痛无汗,轻咳,咯白稀痰,渴喜热饮,时流清涕,苔白润,脉浮紧。治疗应首选
   A. 加减葳蕤汤
   B. 参苏饮
   C. 羌活胜湿汤
   D. 桂枝汤
   E. 荆防败毒散

2. 患者,女,20 岁。反复发作喘息、呼吸困难、咳嗽 2 年。查体:双肺散在哮鸣音,心脏无异常。下列检查结果中有助于明确诊断的是
   A. 最大呼气流量显著降低
   B. 一秒钟用力呼气容积降低
   C. 最大呼气中段流量降低
   D. 支气管舒张试验阳性
   E. X 线胸片显示肺纹理稍多

3. 患者,男,46 岁。咳吐大量脓血痰,腥臭异常,胸中烦满疼痛,身热烦渴,舌红,苔黄腻,脉实。此属于肺痈的哪一期
   A. 初期
   B. 成痈期
   C. 溃脓期
   D. 恢复期
   E. 慢性期

4. 患者,女,27 岁。既往为冷哮患者,用小青龙汤治疗后,表解而哮喘渐平,现喘则面自汗出,四肢不温,疲惫无神,气短难续,舌质淡胖,脉沉弱。治疗应首选
   A. 三子养亲汤
   B. 射干麻黄汤
   C. 定喘汤

D. 苏子降气汤
E. 小青龙汤

5. 患者,男,30 岁。咳嗽气急,咯吐脓痰腥臭,壮热烦躁,胸闷而痛,转侧不利,口干咽燥,苔黄腻,脉滑数。治疗应首选
   A. 银翘散
   B. 千金苇茎汤
   C. 加味桔梗汤
   D. 大黄牡丹汤
   E. 桔梗白散

6. 患者,女,32 岁。喘促,气逆 2 天。胸闷咳嗽,咳痰色白清稀,口不渴,恶寒发热,头痛无汗,舌苔薄白,脉浮紧。治疗应首选
   A. 麻黄汤
   B. 麻杏石甘汤
   C. 定喘汤
   D. 杏苏散
   E. 苏子降气汤

7. 患者,男,42 岁。患肺脓肿,住院治疗 3 个月,经静脉滴注足量抗生素后,无发热,仍咳痰,咯血,脓腔不缩小。下一步治疗应首先考虑
   A. 加大抗生素剂量
   B. 加强体位引流
   C. 支气管镜冲洗
   D. 手术治疗
   E. 人工气腹

8. 患者,女,30 岁。干咳,咳声短促,痰中有时带血,色鲜红,午后手足心热,皮肤干灼,口干咽燥,胸部隐隐闷痛。舌边尖红,苔薄,脉细数。其辨证是

A.阴阳两虚

B.肺阴亏损

C.肺肾同病

D.阴虚火旺

E.气阴两虚

9. 患者,男,52 岁。症见呼吸急促,喉中哮鸣有声,胸膈满闷如窒,面色晦青,形寒肢冷,苔白滑,脉弦紧。治疗应首选

A.定喘汤

B.温胆汤

C.控涎丹

D.射干麻黄汤

E.葶苈大枣泻肺汤

10. 患者,女,50 岁。有风湿性关节炎史,现心悸不安,胸闷不舒,心痛时作,舌质紫暗,脉涩。治疗应选用

A.通窍活血汤

B.朱砂安神丸

C.酸枣仁汤

D.桃红四物汤

E.桃仁红花煎

11. 患者,男,58 岁。冠心病史 8 年,近因活动较多而发。症见心前区疼痛阵发,稍事活动则出现心悸而痛,伴胸闷,气短汗出,面色㿠白,四肢欠温,舌淡胖,苔白,脉沉细。辨证为

A.寒凝心脉

B.气滞心胸

C.气阴两虚

D.心肾阴虚

E.心肾阳虚

12. 患者,女,62 岁。胸痛发作 3 小时,现以胸闷痛为主,气短喘促,痰黄黏,形体肥胖,舌暗红,苔黄厚腻,脉滑数。治疗应首选

A.瓜蒌薤白半夏汤

B.丹参饮

C.瓜蒌薤白白酒汤

D.小陷胸汤

E.苏合香丸

13. 患者,男,24 岁。平素性格急躁易怒,头晕头胀,近日出现入寐困难,多梦,伴目赤胀痛,耳鸣如潮,口干而苦,便秘溲赤,舌红苔黄,脉象弦数。其辨证为

A.痰热扰心证

B.心肾不交证

C.心脾两虚证

D.肝火扰心证

E.心胆气虚证

14. 患者,男,50 岁。因失眠多梦半月余就诊。现不寐,入睡困难,心烦口苦,头重如裹,胸闷,舌红,苔黄腻,脉滑数。其治法是

A.滋阴清热,镇心安神

B.化痰清热,和中安神

C.疏肝泻热,佐以安神

D.补养心脾,以生气血

E.益气镇惊,安神定志

15. 患者,女,46 岁。暴怒之后突然昏倒,不省人事,口噤拳握,呼吸气粗,苔薄白,脉伏。其治法为

A.行气豁痰

B.补气回阳

C.活血顺气

D.补养气血

E.顺气开郁

16. 患者,女,68 岁。左侧肢体乏力 1 天就诊。查体:神清,左侧中枢性面、舌瘫,左侧肢体肌力Ⅳ级。最有助于鉴别诊断的辅助检查是

A.心电图

B.脑脊液检查

C. 头颅 CT

D. 肌电图

E. 脑电图

17. 患者,女,35 岁。不易入睡,多梦易醒。心悸健忘,神疲食少,伴头晕且眩,四肢倦怠,舌淡苔薄,脉细无力。治疗应首选

   A. 交泰丸

   B. 天王补心丹

   C. 归脾汤

   D. 酸枣仁汤

   E. 安神定志丸

18. 患者,男,45 岁。智能减退,记忆力、计算能力减退,神情呆钝,词不达意,懈惰思卧,腰酸骨软,步履艰难,头晕耳鸣,齿枯发焦,言行不经,心烦溲赤,舌红少苔,脉细而弦数。治疗应首选

   A. 左归丸

   B. 知柏地黄丸

   C. 七福饮

   D. 还少丹

   E. 补中益气汤

19. 患者,男,17 岁。一年前的 7 月起头颈不时向左侧转动,时觉胸闷、眩晕,至 12 月经常反复发作,右手臂经常抽掣,继则四肢抽搐,头向后仰,意识不清,口吐白沫,喉有痰声,二便失禁,每次约 5 分钟始缓解,舌体微向左偏,舌苔白腻,脉弦滑。其辨证是

   A. 痰火扰神证

   B. 风痰闭阻证

   C. 瘀阻脑络证

   D. 心脾两虚证

   E. 心肾亏虚证

20. 患者,女,40 岁。近 4 天来胃脘胀痛,攻撑作痛,连及两胁,嗳气频频,舌苔薄白,脉弦。其辨证是

A. 肝气犯胃

B. 肝郁化火

C. 肝胃郁热

D. 饮食停滞

E. 气滞血瘀

21. 患者,男,47 岁。消化性溃疡史 13 年,近 3 个月复发,经 2 个月内科药物治疗无效,为明确诊断应做哪项检查最有助于诊断

   A. 反复便隐血试验

   B. 胃镜 + 活检

   C. 胃液分析

   D. 钡透

   E. B 超

22. 患者,女,29 岁。昨晚突然出现胃脘疼痛,恶寒喜暖,得温痛减,不思饮食,嗳气频频,形寒,身热,舌淡苔白,脉弦紧。其治法是

   A. 温中健脾,和胃止痛

   B. 养阴益胃,和中止痛

   C. 清化湿热,理气和胃

   D. 消食导滞,和胃止痛

   E. 温胃散寒,行气止痛

23. 患者,女,40 岁。大便干结,排解困难数月,伴身热心烦,腹胀满痛,口干口臭,小便短赤,舌红,苔黄燥,脉滑数。治疗应首选

   A. 麻子仁丸

   B. 更衣丸

   C. 大承气汤

   D. 增液汤

   E. 大柴胡汤

24. 患者,女,36 岁。反复腹泻 2 年,间有脓血便,粪培养阴性,多种抗生素治疗无效,为明确诊断,首选的检查是

   A. 腹部平片

   B. X 线胃肠钡餐检查

   C. 钡剂灌肠造影

D.结肠镜检查

E.腹部 CT

25.患者,女,39 岁。因情志不畅致呃逆频作,胸胁满闷,脘腹胀满,肠鸣矢气,苔薄白,脉弦。治宜

A.温中散寒,降逆止呕

B.清热和胃,降逆止呕

C.顺气降逆

D.温补脾胃,和中降逆

E.益气养阴,和胃止呃

26.患者,男,35 岁。1 年前头部外伤,其后常自觉头晕头痛,健忘失眠,耳鸣,精神不振,面唇紫暗,舌暗红,脉弦涩。治疗应首选

A.血府逐瘀汤

B.身痛逐瘀汤

C.桃红四物汤

D.补阳还五汤

E.通窍活血汤

27.患者,男,35 岁。两天前出现恶寒,发热,纳差。今晨起病情加重,又见恶心呕吐,巩膜、皮肤黄,小便黄,舌苔微腻,脉弦。其诊断是

A.黄疸

B.胁痛

C.鼓胀

D.积聚

E.噎膈

28.患者头痛且空,眩晕耳鸣,腰膝酸软,神疲乏力,滑精带下,舌红少苔,脉细无力。治宜选用

A.左归饮

B.大补元煎

C.金匮肾气丸

D.杞菊地黄丸

E.麦味地黄丸

29.患者,女,34 岁。产后出现眩晕,动则加剧,劳累即发,面色㿠白,唇甲不华,发色不泽,心悸少寐,神疲懒言,饮食减少,舌质淡,脉细弱。证属

A.气血亏虚

B.痰浊中阻

C.肾精不足

D.肝阳上亢

E.瘀血阻窍

30.患者,男,45 岁。患肝病多年,近 1 周出现腹大按之不坚,胁下胀满,时有疼痛,纳食欠佳,小便短少,嗳气不爽,食后作胀,舌苔白腻,脉弦。其诊断是

A.寒湿困脾型鼓胀

B.水湿浸渍型水肿

C.肝郁气滞型鼓胀

D.肝气郁结型胁痛

E.气滞湿阻型鼓胀

31.患者,男,65 岁。反复右胁疼痛 5 年。现症见腹大如鼓,青筋暴露,胁下积块坚实,痛定不移,脘腹胀满,面色晦暗黧黑,肌肤甲错,口干不欲饮水,小便黄赤,大便干黑。舌红有瘀斑,脉细涩。其治法是

A.养阴清热,解毒祛瘀

B.疏肝理气,活血化瘀

C.清热利湿,解毒破结

D.理气活血,解毒排脓

E.活血化瘀,行气利水

32.患者,男,20 岁。间断心悸、出汗 2 月余,体重减轻约 3kg。查体:BP 126/68mmHg,无突眼,甲状腺Ⅱ度大,可闻及血管杂音,心率 94 次/分,律齐。诊断为甲状腺功能亢进症。首选的治疗是

A.口服普萘洛尔

B.核素[131]I 治疗

C.口服复方碘溶液

D. 口服丙硫氧嘧啶

E. 甲状腺大部切除术

33. 患者,男,54 岁。中风半年余,现左半身活动不便,枯瘦,形羸自汗,手足肿胀,口舌歪斜,语言不利,面白,气短乏力,心悸便溏,舌暗淡,苔白,脉细涩。其证型为

A. 风痰瘀阻证

B. 痰浊瘀闭证

C. 肝肾亏虚证

D. 气虚络瘀证

E. 痰火瘀痹证

34. 患者,男,31 岁。外地出差归来后自觉尤为疲惫,3 日前出现小便量少,排尿不畅,时时欲解而不得出,纳呆,腹胀,便溏,语声低微,活动后感气促,舌质淡,脉弱。治疗应首选

A. 济生肾气丸

B. 六味地黄丸

C. 温脾汤

D. 补中益气汤

E. 香茸丸

35. 患者,女,34 岁。尿频,尿急,尿时灼痛已 3 天,偶有恶寒发热,口干喜饮,大便秘结,舌红,苔薄黄,脉濡数。实验室检查:尿常规示白细胞满布视野,红细胞 0～5/HP,尿沉渣涂片未找到细菌。其治法是

A. 清热泻肝,理气通淋

B. 清利湿热,通利小便

C. 补脾益肾,通淋泄浊

D. 滋阴降火,清利通淋

E. 补中健脾,益气升陷

36. 患者,女,45 岁。尿频、尿急、尿痛 2 天,伴高热、寒战、腰痛半天。查体:T 39℃,BP 110/70mmHg,左肾区有叩击痛。尿常规:蛋白(+),RBC 2～5/HP,WBC 40～50/

HP。最可能的诊断是

A. 急性膀胱炎

B. 肾肿瘤

C. 肾结核

D. 急性肾盂肾炎

E. 慢性肾盂肾炎

37. 患者,女,49 岁。因母亲离世,近日出现精神恍惚、心神不宁、悲忧善哭等症状,舌质淡,脉弦。治疗应首选

A. 丹栀逍遥散

B. 甘麦大枣汤

C. 柴胡疏肝散

D. 半夏厚朴汤

E. 归脾汤

38. 患者,男,17 岁。因感冒诱发鼻衄,鼻腔干燥,口干咽燥,体温 37.8℃,干咳少痰,舌质红,苔薄黄,脉数。治疗应首选

A. 桑菊饮

B. 银翘散

C. 玉女煎

D. 龙胆泻肝汤

E. 十灰散

39. 患者,男,34 岁。上腹灼痛 3 个月,柏油样便 2 日。为确诊,应首选的检查是

A. X 线钡餐透视

B. 大便隐血试验

C. 血常规

D. 胃镜

E. B 超

40. 患者,男,68 岁。睡时汗出,醒时汗止,心悸少寐,神疲气短,面色无华,舌淡,脉虚。治宜选用

A. 生脉散加味

B. 当归六黄汤加减

C. 天王补心丹加减

D. 玉屏风散加减

E. 归脾汤加减

B. 乌头汤

C. 防风汤

D. 薏苡仁汤

E. 白虎加桂枝汤

41. 患者,男,77岁。体虚多病,症见发热,兼见形寒怯冷,四肢不温,面色㿠白,精神萎靡,腰膝酸软,舌胖,苔白滑,脉浮大无力。治疗应首选

A. 补中益气汤

B. 金匮肾气丸

C. 丹栀逍遥散

D. 归脾汤

E. 六味地黄丸

45. 患者,女,55岁。两年前患脊髓空洞症。近半年来渐见四肢痿软无力,腰脊酸软,不能久站,眩晕耳鸣,左下肢明显消瘦,舌红少苔,脉沉细数。其治法是

A. 滋阴降火

B. 滋补肝肾

C. 益气养阴

D. 补益肝肾,滋阴清热

E. 补中益气,健脾升清

42. 患者,女,45岁。近日劳累后出现饮食减少,食后胃脘不舒,倦怠乏力,大便溏薄,面色萎黄,舌淡,苔薄白,脉弱。其辨证为

A. 脾肾阳虚

B. 脾气虚

C. 脾阳虚

D. 脾胃阴虚

E. 心脾两虚

46. 患者,男,56岁。无明显诱因腰部酸软而痛,腰膝无力,心烦不寐,面色潮红,手足心热,舌红,脉弦细数。治疗应首选

A. 左归丸

B. 二至丸

C. 六味地黄丸

D. 知柏地黄丸

E. 八仙长寿丸

43. 患者,女,36岁。突发呼吸困难伴咳粉红色泡沫痰10分钟,有风湿性心脏病史。查体:BP 150/95mmHg,心率120次/分,律齐,心尖部可闻及舒张期隆隆样杂音,P_2亢进,双肺满布中小水泡音。可立即静脉注射

A. 阿托品

B. 胺碘酮

C. 呋塞米

D. 普罗帕酮

E. 垂体后叶素

47. 患者,男,66岁。患颤证已久。现症见头摇肢颤,持物不稳,腰酸膝软,失眠心烦,头晕耳鸣,善忘,神呆,舌质红,苔薄白,脉细数。其证型是

A. 阳气虚衰

B. 气血亏虚

C. 痰热风动

D. 髓海不足

E. 风阳内动

44. 患者,男,49岁。恶风发热,周身不适,继则出现肢体关节、肌肉疼痛酸楚,屈伸不利,疼痛无定处,舌苔薄白,脉浮。治疗应首选

A. 桂枝芍药知母汤

48. 患者,女,26岁。被人送入医院时已昏迷,口吐白沫,并呼出大蒜样臭味。查体:神志不清,瞳孔1mm,角膜反射、吞咽反射、瞳孔对光反射均消失。为明确昏迷原因,最快的辅助检查项目是

A. CT

B. MRI

C. 脑电图

D. 脑脊液测定

E. 呕吐物鉴定

49. 患者,男,30 岁。患者被人发现时呈昏迷状态,房间内有火炉。查体:血压 90/60mmHg,四肢厥冷。腱反射消失。血液碳氧血红蛋白为 60%。最可能的诊断是

A. 急性巴比妥类药物中毒

B. 急性有机磷农药中毒

C. 急性一氧化碳中毒

D. 糖尿病酸中毒

E. 急性亚硝酸盐中毒

50. 患者,女,67 岁。神昏,目闭口开,面色苍白,身凉肢厥,呼之多不应,舌淡,脉沉微欲绝。治疗应首选

A. 独参汤

B. 生脉散

C. 牡蛎散

D. 参附汤

E. 通脉四逆汤

二、A3/A4 型题

答题说明

以下提供若干个案例,每个案例下设若干考题。请根据各考题题干所提供的信息,在每题下面的 A、B、C、D、E 五个备选答案中选择一个最佳答案。

(51 ~ 52 题共用题干)

患者,男,34 岁。喉痒干咳,连声作呛,咽喉干痛,唇鼻干燥,无痰,口干,伴鼻塞、头痛、身热、微寒、舌质红干而少津,苔薄黄,脉浮数。1 个月后,咳嗽,咳声短促,偶而见痰中带血丝,低热,午后颧红,盗汗,口干,舌质红,少苔,脉细数。

51. 其辨证是

A. 痰热郁肺

B. 肝火犯肺

C. 风热犯肺

D. 肺阴亏耗

E. 风燥伤肺

52. 治疗应首选

A. 清金化痰汤

B. 黛蛤散合黄芩泻白散

C. 桑菊饮

D. 桑杏汤

E. 沙参麦冬汤

(53 ~ 55 题共用题干)

患者,女,28 岁。症见发热,咽痛,头痛,咳嗽,痰黄,口干欲饮,舌苔薄黄,舌边红,脉浮数。

53. 其辨证是

A. 气虚感冒

B. 暑湿感冒

C. 风热感冒

D. 温燥感冒

E. 时行感冒

54. 其治法是

A. 清热化痰

B. 清暑祛湿解表

C. 清肺润燥

D. 清肺散表

E. 辛凉解表,清热解毒

55. 治疗应首选

A. 桑菊饮

B. 银翘散

C. 沙参麦冬汤

D. 新加香薷饮

E.荆防败毒散

(56~59题共用题干)

患者,男,68岁。近年来记忆力、计算力明显减退,继之神情呆滞,语不达意,喜闭门独居,回答问题迟钝,常有口误,伴腰膝酸软,步履艰难,舌瘦色淡,苔薄白,脉沉细弱。

56.其诊断是

　　A.痴呆

　　B.癫证

　　C.中风

　　D.痫病

　　E.郁证

57.其辨证是

　　A.瘀血内阻证

　　B.脾肾两虚证

　　C.髓海不足证

　　D.痰浊蒙窍证

　　E.心脾两虚证

58.其治法是

　　A.豁痰开窍,健脾化浊

　　B.补肾健脾,益气生精

　　C.补肾益髓,填精养神

　　D.活血化瘀,开窍醒神

　　E.补益气血,健脾宁心

59.治疗应首选

　　A.还少丹

　　B.七福饮

　　C.涤痰汤

　　D.归脾汤

　　E.通窍活血汤

(60~62题共用题干)

患者,女,45岁。口渴多饮3月余。现症见烦渴多饮,尿频量多,口干舌燥,舌红,苔薄黄,脉洪数。中医诊断为消渴病。

60.应辨证为

　　A.胃热津伤

　　B.肺热津伤

　　C.肺胃热盛伤津

　　D.肺胃热盛,伤津耗气

　　E.肺肾阴虚,热盛伤津

61.其治法是

　　A.清热润肺,生津止渴

　　B.清胃泻火,生津止渴

　　C.滋养肺肾,泻热生津

　　D.清泻肺胃,益气生津

　　E.清泻肺胃,生津止渴

62.治疗应首选

　　A.白虎加人参汤

　　B.消渴方

　　C.玉泉丸

　　D.玉液汤

　　E.二冬汤

(63~65题共用题干)

患者,男,61岁。有急性广泛前壁心肌梗死病史。近日心悸不安,胸闷气短,四肢发凉,面色苍白,舌淡苔白,脉象沉弱。

63.其治法是

　　A.温阳行水,健脾补肾

　　B.补血养心,养心安神

　　C.滋阴补肾,利水消肿

　　D.温补心阳,安神定悸

　　E.健脾益气,利水消肿

64.假设患者迁延失治,而症见心悸目眩,形寒肢冷,脘痞纳呆,渴不欲饮,小便短少,舌淡苔水滑,脉弦滑。治疗宜选

　　A.桃红四物汤加味

　　B.桂枝甘草龙骨牡蛎汤加味

　　C.炙甘草汤加减

　　D.归脾汤加减

　　E.苓桂术甘汤加减

65.若病情未及正治,进一步加重出现心悸喘咳,不能平卧,小便不利,下肢浮肿,畏寒肢冷,舌淡苔水滑,脉弦滑。此为

　　A.心脾两虚,血不养心

　　B.肾阳虚衰不能制水,水气凌心

C.脾气虚弱,健运失司

D.肺气不足,通调水道失司

E.心阳不足,心失温养

(66~67题共用题干)

患者,男,65岁。咳嗽20余年,近半年来干咳为主,咳声短促,咯少量黏痰,胸部隐隐闷痛,午后自觉手足心热,口干咽燥。舌苔薄白,舌边尖红,脉细数。

66.其诊断是

A.肺痨

B.肺痿

C.肺痈

D.肺胀

E.咳嗽

67.治疗应首选

A.麦门冬汤

B.参苓白术散

C.百合固金汤

D.月华丸

E.补天大造丸

(68~70题共用题干)

患者,男,68岁。因胸闷痛反复发作2年。近日加重,现胸闷如窒,头晕沉如裹,咳白痰,气短喘促,肢体沉重,苔腻,脉沉滑。

68.其辨证为

A.心脾两虚

B.气滞血瘀

C.痰浊壅塞

D.痰热中阻

E.阴寒凝滞

69.其治法为

A.理气止痛,清热化痰

B.理气活血,通络止痛

C.通阳泄浊,豁痰开结

D.辛温通阳,开痹散寒

E.补益心脾,通阳止痛

70.治疗应首选

A.瓜蒌薤白半夏汤

B.归脾汤

C.枳实薤白桂枝汤

D.丹参饮

E.小陷胸汤

(71~73题共用题干)

患者,女,49岁。眩晕反复发作9年,复发1天。现眩晕,视物旋转,胸闷恶心,呕吐痰涎,食少多寐,苔白腻,脉濡滑。

71.其辨证是

A.肝肾亏虚

B.痰湿中阻

C.痰瘀阻窍

D.肝阳上亢

E.气血亏虚

72.其治法是

A.化痰祛湿,健脾和胃

B.补肾滋阴

C.补肾助阳

D.补养气血,健运脾胃

E.平肝潜阳,滋养肝肾

73.治疗应首选

A.天麻钩藤饮

B.左归丸

C.归脾汤

D.半夏厚朴汤

E.半夏白术天麻汤

(74~76题共用题干)

患者,男,35岁。劳累后淋雨,恶寒发热1天,肢节疼痛,继而眼睑浮肿,全身浮肿,偶有咳嗽。舌苔薄白,脉浮紧。

74.辨证为

A.湿毒浸淫型阳水

B.风水泛滥型阳水

C.水湿浸渍型阳水

D.湿热壅盛型阳水

E.脾阳虚衰型阴水

75.治宜

A.健脾化湿,通阳利水

B.宣肺解毒,利水消肿

C.疏风清热,宣肺行水

D.分利湿热

E.温运脾阳,以利水湿

76.治疗应首选

A.疏凿饮子

B.麻黄连翘赤小豆汤合五味消毒饮

C.五皮饮合胃苓汤

D.越婢加术汤

E.实脾饮

(77~80题共用题干)

患者,男,46岁。阵发性头晕3年,每遇劳累睡眠不佳则头晕发作,视力减退,两目干涩,少寐健忘,心烦口干,耳鸣,神疲乏力,腰酸膝软,遗精,舌红苔薄,脉弦细。

77.其诊断为

A.气血亏虚证

B.痰湿中阻证

C.肾精不足证

D.瘀血阻窍证

E.肝阳上亢证

78.其治法是

A.补益气血

B.化痰祛湿

C.补肾填精

D.活血通窍

E.平肝潜阳

79.治疗应首选

A.通窍活血汤

B.半夏白术天麻汤

C.左归丸

D.归脾汤

E.天麻钩藤饮

80.若形寒肢冷,阴损及阳,可加

A.附子理中丸

B.吴茱萸汤

C.右归丸

D.归脾汤

E.黑锡丹

(81~83题共用题干)

患者,男,32岁。胁肋隐痛,绵绵不休,腹满胀大,青筋暴露,五心烦热,低热盗汗,纳少消瘦,头晕目眩,呕血便血,大便干结,舌质红少苔,脉细数。

81.其诊断是

A.肝癌

B.胁痛

C.郁证

D.积证

E.聚证

82.其证候是

A.气滞血瘀

B.湿热聚毒

C.肝肾阴虚

D.脾虚湿困

E.脾肾两虚

83.治疗应首选

A.大补元煎

B.四君子汤

C.茵陈蒿汤

D.复元活血汤

E.一贯煎

(84~87题共用题干)

患者,女,18岁。1天前开始出现大便次数多,大便稀溏不成形。现症状加重,表现为大便急,有腹痛,粪色黄,气味臭,伴有口渴小便黄,舌红苔黄腻,脉滑。

84.应诊断为

A.腹痛

B.泄泻

C.痢疾

D.霍乱

E.少尿

85.应辨证为
    A.脾虚泄泻
    B.肝郁泄泻
    C.伤食泄泻
    D.湿热泄泻
    E.寒湿泄泻

86.治法为
    A.芳香化湿,解表散寒
    B.健脾渗湿止泻
    C.抑肝扶脾止泻
    D.消食导滞止泻
    E.清热利湿止泻

87.治疗应首选
    A.葛根黄芩黄连汤
    B.保和丸
    C.痛泻要方
    D.参苓白术散
    E.四神丸

(88~91题共用题干)

患者,男,50岁。小便浑浊6个月。淋出如脂,反复发作,涩痛较轻,腰膝酸软,形体日渐消瘦,头昏无力,舌淡,苔腻,脉细无力。

88.诊断是
    A.膏淋实证
    B.膏淋虚证
    C.腰痛
    D.癃闭
    E.虚劳

89.治法是
    A.补脾益肾固涩
    B.清热利湿,分清泄浊
    C.健脾益肾
    D.补中益气
    E.温补肾阳

90.治疗应首选
    A.无比山药丸
    B.程氏萆薢分清饮
    C.膏淋汤

D.补中益气汤
E.济生肾气丸

91.若脾虚中气下陷,劳累后加重,气短乏力,可合用
    A.膏淋汤
    B.程氏萆薢分清饮
    C.无比山药丸
    D.补中益气汤
    E.济生肾气丸

(92~96题共用题干)

患者,男,61岁。患消渴病,症见口渴多饮,多食,便溏,体瘦,精神萎靡,倦怠乏力,舌质淡红,苔白而干,脉弱。

92.证属
    A.肺热伤津
    B.胃热炽盛
    C.气阴亏虚
    D.肾阴亏虚
    E.阴阳两虚

93.治法是
    A.益气健脾,生津止渴
    B.滋阴固肾
    C.清热润肺,生津止渴
    D.清胃泻火,养阴增液
    E.滋阴温阳,补肾固涩

94.宜选用
    A.生脉散
    B.七味白术散
    C.玉女煎
    D.增液汤
    E.六味地黄丸

95.若患者以口渴为甚者,可加用
    A.地骨皮、知母
    B.天花粉、知母
    C.地骨皮、青蒿
    D.天花粉、生地
    E.玄参、生地

96.若患者气短汗多,可加用

A.龙骨、牡蛎

B.浮小麦、麻黄根

C.五味子、山茱萸

D.味子、玄参

E.山茱萸、酸枣仁

A.人参、黄芪

B.鹿角霜、续断、狗脊

C.阿胶、鹿角胶

D.巴戟天、淫羊藿

E.山药、山萸肉

(97～100题共用题干)

患者,男,57岁。患痹证5年余,经久不愈,关节屈伸不利,肌肉瘦削,腰膝酸软,骨蒸潮热,心烦口干,舌质淡红,苔薄白少津,脉细数。

99.若患者畏寒肢冷,关节疼痛、拘急,可加用

A.附子、干姜、巴戟天

B.附子、干姜、肉桂

C.山药、山萸肉

D.巴戟天、淫羊藿

E.鹿角胶、龟板

97.治疗应首选

A.壮骨关节丸

B.大活络丹

C.补血荣筋丸

D.左归丸

E.一贯煎

100.若患者腰膝疼痛,低热心烦较甚,可加用

A.女贞子、龟板

B.女贞子、旱莲草

C.龟板、阿胶

D.黄连、阿胶

E.青蒿、地骨皮

98.若患者腰膝酸软,乏力较著,可加用

一、**A2 型题**

1. 患者,女,45 岁。喉中哮鸣如鼾,声低,气短息促,动则喘甚,发作频繁,口唇爪甲青紫,咳痰无力,痰涎清稀,面色苍白,口不渴,形寒肢冷,舌质淡,脉沉细。其辨证是
   A. 肺肾两虚证
   B. 肺脾气虚
   C. 虚哮证
   D. 冷哮证
   E. 寒包热哮证

2. 患者,男,53 岁。久病喘咳,现喘促短气,气怯声低,喉有鼾声,咳声低弱,痰吐稀薄,自汗畏风,烦热口渴,舌淡红,脉软弱。治疗应首选
   A. 玉屏风散
   B. 养阴清肺汤
   C. 沙参麦门冬汤
   D. 补中益气汤
   E. 补肺汤

3. 患者,男,35 岁。近 2 日来恶寒发热,咳嗽痰少而黏,胸痛,咳时尤甚,呼吸不利,苔薄黄,脉浮滑而数。其辨证为
   A. 燥热咳嗽
   B. 风热咳嗽
   C. 风热感冒
   D. 肺痿初期
   E. 肺痈初期

4. 患者,男,56 岁。患肺痿,症见咳嗽气逆,咽喉干燥不利,咯痰黏浊不爽。治疗应首选
   A. 沙参麦冬汤
   B. 补肺汤
   C. 六味地黄汤
   D. 麦门冬汤

E. 百合固金汤

5. 患者,男,30 岁。咳嗽无力,气短声低,痰中偶夹血,血色淡红,午后潮热,热势不剧,两颧发红,舌质嫩红,边有齿痕,苔薄,脉细弱而数。治疗应首选
   A. 月华丸
   B. 补肺汤
   C. 保真汤
   D. 生脉散
   E. 十灰散

6. 患者李某,男性,60 岁。胸膺满闷,短气喘息,稍劳即著,咳嗽痰多,色白质黏,畏风易汗,脘痞纳少,倦怠乏力,舌暗苔薄腻,脉小滑。其首选方剂是苏子降气汤合
   A. 涤痰汤
   B. 三拗汤
   C. 黄连温胆汤
   D. 平喘固本汤
   E. 三子养亲汤

7. 患者张某,女,42 岁。其病证每因情绪刺激而诱发,发时突然呼吸短促,但喉中痰鸣不著,胸闷而痛,失眠心悸,苔薄,脉弦。其治疗原则是
   A. 宣肺散寒平喘
   B. 宣肺泄热平喘
   C. 清泄痰热平喘
   D. 化痰降气平喘
   E. 开郁降气平喘

8. 患者张某,男性,62 岁。其为肺虚久咳病人,兼有倦怠乏力之症,医生用六君子汤治疗后好转。其治法为

A.缓则治本

B.益火消阴

C.开通表里

D.通因通用

E.虚补其母

9.某男,50岁。心悸时发时止,受惊易作,伴胸闷烦躁,失眠多梦,口苦便干,尿短赤,苔黄腻,脉弦滑。治法为

A.活血化瘀,理气通络

B.滋阴降火,养心安神

C.温补心阳,安神定悸

D.清化痰热,和中安神

E.清热化痰,宁心安神

10.患者,男,45岁。现症见心悸不宁,胸闷,头晕且痛,四肢发麻,烦躁易怒,夜寐梦多,口苦咽干,舌红苔黄腻,脉沉弦数。其证型是

A.心胆失调证

B.心肝失调证

C.气滞血瘀证

D.痰瘀阻络证

E.痰饮凌心证

11.患者,男性,65岁。胸闷痛反复发作5年余,现胸闷隐痛,心烦少寐,时有心悸,腰酸痛,盗汗,头晕,大便干,舌暗红,脉细数。首选何方

A.生脉散加减

B.左归饮加减

C.人参养营汤加减

D.右归饮加减

E.参附汤加减

12.某男,40岁。每天睡眠时间5~6小时,无其他症状,不影响工作,查体正常。考虑为

A.不寐

B.暂时性失眠

C.生理性少眠

D.老年人生理状态

E.其他病影响

13.患者,女,56岁。癫狂日久,刻下见眩晕、心悸、少寐,心烦易怒,舌红苔少,脉弦细而数。治疗方剂宜选

A.左归丸

B.右归丸

C.六味地黄丸

D.滋水清肝饮

E.归脾汤

14.某男,40岁,有咳嗽咳痰病史10余年。患者于1小时之前吸烟时咳声连连,口唇青紫,随即晕倒不省人事,3分钟后清醒。现病人咳嗽痰多,呼吸气粗,苔白腻,脉滑。宜选何方治疗

A.独参汤加味

B.羚角钩藤汤加减

C.导痰汤加减

D.顺气导痰汤加减

E.五磨饮子加减

15.于某,女性,30岁。患者平素体质虚弱,于情绪过度紧张后,突然眩晕昏仆,面色苍白,呼吸微弱,汗出肢冷,舌淡,脉沉细微。辨证为

A.气厥实证

B.气厥虚证

C.血厥实证

D.血厥虚证

E.痰厥

16.马某,男性,60岁。患者平素多湿多痰,因情志不遂致突然晕厥,喉有痰声,并呕吐涎沫,呼吸气粗,苔白腻,脉沉滑。其诊断是

A.气厥

B.血厥

C. 痰厥

D. 食厥

E. 暑厥

17. 患者,男,45岁。胃部隐隐作痛,遇寒、饥饿、饮食生冷则疼痛加重,按之则舒,进食可使疼痛缓解。经治未愈,胃痛加重,并见呕吐、肢冷。可选用何方治疗

A. 大建中汤

B. 香砂六君子汤

C. 黄芪建中汤

D. 六君子汤

E. 归脾汤

18. 患者,女,36岁。胃脘胀痛经治疗后未见好转,而见胃脘灼痛,痛势急迫,烦躁易怒,泛酸,口干口苦,舌红苔黄,脉弦数。治疗宜

A. 柴胡疏肝散

B. 大柴胡汤

C. 逍遥散

D. 养胃汤

E. 化肝煎

19. 患者,女,65岁。1周来,其呕吐清水痰涎,不思饮食,胸脘痞闷,苔白腻,脉滑。治疗应选

A. 藿香正气散

B. 保和丸

C. 小半夏汤合苓桂术甘汤

D. 半夏厚朴汤合左金丸

E. 理中丸

20. 李某,男,42岁。患者呃声洪亮有力,冲逆而出,口臭烦渴,多喜冷饮,大便秘结,小便短赤,苔黄,脉滑数。治疗应选下列何方

A. 丁香散加减

B. 小柴胡汤加减

C. 逍遥散加减

D. 竹叶石膏汤加减

E. 四磨饮子加减

21. 患者,男,72岁。其久泻未愈,每日黎明前登厕,泻下清稀,形寒肢冷,腰膝酸软,苔白脉沉细。下列治法错误的为

A. 健脾

B. 温肾

C. 固涩

D. 理气

E. 止泻

22. 患者,女,54岁,有痢疾病史2年。现症见时痢时歇,缠绵经年,饮食减少,倦怠神疲,畏寒懒言,发作时便下赤白,里急后重,舌淡苔腻,脉虚数。治疗应首选

A. 附子理中汤

B. 黄连阿胶汤

C. 胃苓汤

D. 连理汤

E. 芍药汤

23. 患者,男,45岁。近3天大便秘结,身热,腹满胀痛、拒按,舌红苔黄燥,脉滑而数。其治法应为

A. 辛温解表

B. 辛凉解表

C. 泻热导滞

D. 温里散寒

E. 益气润肠

24. 患者,男,57岁。既往有胆石症病史。昨晚酒后,患者突发身目发黄,黄色鲜明,脘胁胀痛,胸闷心烦,口苦口干,发热,身重倦怠,大便秘结,尿黄,舌红苔黄腻,脉弦滑数。其证型是

A. 肝气郁滞证

B. 胃肠积热证

C. 热重于湿证

D. 湿重于热证

E.胆腑郁热证

E.八正散

25.患者,男,56岁。腹大坚满1年,现按之不陷而硬,青筋怒露,高热烦躁,怒目狂叫,口臭便秘,溲赤尿少,舌红苔黄,脉弦数。治疗选用

A.中满分消丸加减

B.安宫牛黄丸合龙胆泻肝汤加减

C.调营饮加减

D.柴胡疏肝散合胃苓汤加减

E.少腹逐瘀汤加减

26.患者,男,65岁。眩晕反复发作1年,伴头痛,腰膝酸软,耳鸣,梦扰,心烦易怒,口苦咽干,手足心热,舌红苔薄黄,脉弦细数。其治法是

A.滋阴补阳

B.镇肝息风

C.泻肝清火

D.滋阴平肝

E.凉肝息风

27.患者,女,62岁。今晨半身不遂,口舌㖞斜,舌强言謇,偏身麻木,烦躁失眠,眩晕耳鸣,手足心热,舌质红绛少苔,脉细弦。治疗应首选

A.参附汤

B.涤痰汤

C.镇肝息风汤

D.左归丸

E.天麻钩藤饮

28.患者下肢水肿5年,1周来尿量减少,纳呆脘痞,恶心呕吐,胸闷烦躁,舌胖质淡苔黄腻,脉沉数。主方是

A.滋阴通关丸加车前子

B.五苓散加泽泻

C.黄连温胆汤加车前子

D.胃苓汤

29.患者全身水肿而发亮,伴胸腹痞闷,烦热口渴,尿短赤,便干结,苔黄腻,脉沉数。此宜选用何方

A.五皮饮合五苓散

B.疏凿饮子

C.猪苓汤

D.十枣汤

E.八正散

30.患者因皮肤疮痍破溃而引发水肿,肿势自颜面渐及全身,小便不利,恶风发热,咽红,舌红苔薄黄,脉滑数。治疗应首选

A.越婢加术汤合桑白皮汤

B.麻黄连翘赤小豆汤合五味消毒饮

C.麻黄连翘赤小豆汤合五皮散

D.麻黄连翘赤小豆汤合猪苓汤

E.实脾饮合五味消毒饮

31.膏淋病久不已,反复发作,淋出如脂,涩痛不堪,形体日渐消瘦,头昏乏力,腰膝酸软,舌淡苔腻,脉细无力。此为脾肾两虚,气不固摄。宜选方为

A.小蓟饮子

B.八正散

C.知柏地黄丸

D.萆薢分清饮

E.膏淋汤

32.患者因肾阳衰惫,命火式微,三焦气化无权,而致浊阴内蕴,小便量少,甚至无尿,呕吐,烦躁神昏。宜选方为

A.金匮肾气丸

B.养脏汤

C.温脾汤合吴茱萸汤

D.黄连温胆汤

E.橘皮竹茹汤

33. 孙某,女,38 岁。2 年前其与丈夫离婚,此后逐渐出现精神恍惚、心神不宁、多疑易惊、悲忧善哭、喜怒无常等症状,舌质淡,脉弦。其诊断是
A. 狂证
B. 癫证
C. 梅核气
D. 脏躁
E. 噎膈

34. 患者吐血色红,口苦胁痛,心烦易怒,寐少梦多,舌质红绛,脉弦数。其选方是
A. 龙胆泻肝汤
B. 一贯煎
C. 丹栀逍遥散
D. 玉女煎
E. 归脾汤

35. 患者口渴多饮,口舌干燥,尿频量多,烦热多汗,舌边尖红苔薄黄,脉洪数。其选方是
A. 玉女煎
B. 消渴方
C. 白虎加人参汤
D. 六味地黄丸
E. 金匮肾气丸

36. 李某,女,45 岁。心下坚满 1 周,自利,利后反快,虽利心下续坚满,舌苔白腻,脉沉弦。其首选方剂是
A. 甘遂半夏汤
B. 十枣汤
C. 半夏泻心汤
D. 香砂六君子汤
E. 枳术丸

37. 于某,男,47 岁。症见气息喘促,动则尤甚,痰多,食少,胸闷,怯寒肢冷,少腹拘急不仁,脐下悸动,小便不利,舌体胖大,苔白腻,脉沉细。其治则是

A. 温脾化饮
B. 攻下逐饮
C. 宣肺化饮
D. 温脾补肾,以化水饮
E. 泻肺祛饮

38. 刘某,男,46 岁。烦渴多饮半月余,口干舌燥,尿频量多,舌边尖红苔黄,脉洪数有力。其治则是
A. 清胃泻火,养阴保津
B. 滋阴固肾,生津止渴
C. 清热润肺,生津止渴
D. 养阴润肺,生津止渴
E. 滋阴益胃,生津止渴

39. 张某,男,36 岁。体虚久病,长期低热,劳累后加重,伴有头晕乏力,气短懒言,自汗,易于感冒,食少便溏,舌淡苔薄白,脉细弱。其辨证为
A. 血虚发热
B. 气虚发热
C. 阴虚发热
D. 气郁发热
E. 阳虚发热

40. 白某,男,46 岁。患肝癌 2 年,现症见右胁下痛,拒按,夜间尤甚,舌质紫暗,脉沉细。其首选方剂是
A. 逍遥散
B. 柴胡疏肝散
C. 复元活血汤
D. 茵陈蒿汤
E. 血府逐瘀汤

41. 患者,男,68 岁。低热 5 天后出现皮肤青紫斑块 2 周余,时发时止。手足烦热,颧红咽干,午后潮热、盗汗,伴齿衄,舌红少苔,脉细数,实验室检查:血常规示血小板 20 × 10^9/L。其治疗宜选用下列何方

A.犀角地黄汤

B.十灰散

C.归脾汤

D.泻心汤

E.茜根散

A.葛根汤

B.三仁汤

C.增液承气汤

D.四物汤合大定风珠

E.补阳还五汤

42.患者表现为大汗淋漓,汗出如珠,常同时出现声低息微,精神疲惫,四肢厥冷,脉微欲绝者,为

A.自汗

B.盗汗

C.战汗

D.绝汗

E.黄汗

46.杨某,男,63岁。半年前,患者始觉双下肢乏力,渐致不能下地,腰脊疲软,头晕耳鸣,口舌干燥,舌红少苔,脉沉细数。其首选方剂是

A.二至丸

B.左归丸

C.虎潜丸

D.大补阴丸

E.知柏地黄丸

43.钟某,女,30岁。患者产后受寒,肢体关节疼痛不移,以肩、膝关节为甚,得温痛减,关节不肿,舌淡苔薄白,脉沉紧而弦。其治法是

A.祛寒为主,活血通络

B.温肾健脾,活血祛瘀

C.温经散寒,祛风除湿

D.渗湿通经活络

E.祛风通络,补气养血

47.患者,男,15岁。发热,胸闷,口噤,颈背强直,甚则角弓反张,手足挛急,腹胀便秘,舌红苔黄厚腻,脉弦数。此属痉证中哪一证候

A.邪壅经络

B.热甚发痉

C.湿热入络

D.痰瘀互阻

E.阴血亏虚

44.姚某,女,45岁。患者体型偏瘦,双膝关节疼痛反复发作3年。现症见双膝关节红肿热痛,痛如刀割,发热烦渴,舌红苔黄腻,脉滑数。其首选方剂是

A.乌头汤

B.身痛逐瘀汤

C.白虎加桂枝汤

D.独活寄生汤

E.双合汤

48.患者肢体痿软,身体困重,足胫热气上腾,发热,胸痞脘闷,舌苔黄腻,脉滑数。其治法是

A.清热润燥,养肺生津

B.清热燥湿,通利筋脉

C.泻南补北,滋阴清热

D.补益肝肾,清热滋阴

E.补益脾气,健运升清

45.牛某,女,26岁。患者产后恶露不止,近日出现项背强急,四肢抽搐,头目昏眩,自汗,低热,神疲,气短,舌淡红,脉弦细。其首选方剂是

49.患者胸痛剧烈,心痛彻背,背痛彻心,痛无休止,身寒肢冷,气短喘息,脉沉紧。宜选

A.乌头赤石脂丸

B.血府逐瘀汤

C.冠心苏合丸

D.瓜蒌薤白半夏汤

E.天王补心丹

50.李某,男,12岁。5天前,患者受凉后感头身酸痛,恶寒,发热,咽痛,旋即出现颜面及双下肢浮肿,尿少色黄赤,腰痛,咽喉红肿疼痛,舌暗红苔薄黄,脉浮滑数。辨证为

A.风热证

B.风水泛溢

C.水湿浸渍

D.湿热壅盛

E.痰热壅肺

二、A3/A4 型题

答题说明

以下提供若干个案例,每个案例下设若干考题。请根据各考题题干所提供的信息,在每题下面的 A、B、C、D、E 五个备选答案中选择一个最佳答案。

(51~54 题共用题干)

王某,男,40 岁。患者感冒 5 日,近则咳嗽频作,痰黏稠而黄,咳痰不爽,咽痛口渴,咳时汗出恶风,鼻流黄浊涕,头痛,舌苔薄黄,脉浮数。

51.本病例当诊断为

A.肺痈

B.肺胀

C.咳嗽

D.肺痿

E.感冒

52.本病例所属证型为

A.肺阴亏虚证

B.肺痈初期证

C.肝火犯肺证

D.风热犯肺证

E.燥热伤肺证

53.本病例的适宜治法为

A.燥湿化痰,行气止咳

B.疏风清热,宣肺止咳

C.清肺泄热,化痰止咳

D.清肺泻火,润肺止咳

E.清热肃肺,豁痰止咳

54.该病例治疗的基础方为

A.桑杏汤

B.清金化痰汤

C.清燥救肺汤

D.麦门冬汤

E.桑菊饮

(55~57 题共用题干)

王某,男,43 岁。哮病发作,喉中哮鸣有声,胸膈烦闷,呼吸急促,喘咳气逆,咳痰色黄,烦躁,发热,恶寒,无汗,身痛,口干欲饮,大便偏干,舌边尖红,苔白腻黄,脉弦紧。

55.本病例当辨为哪种哮证

A.热哮证

B.风痰哮证

C.虚哮证

D.寒包热哮证

E.冷哮证

56.本病例的适宜治法是

A.清热宣肺,化痰定喘

B.祛风涤痰,降气平喘

C.宣肺散寒,化痰平喘

D.补肺纳肾,降气化痰

E.解表散寒,清化痰热

57.本病例的适宜方剂是

A.三子养亲汤

B.定喘汤

C.小青龙加石膏汤

D.小青龙汤

E. 麻杏甘石汤

(58 ~ 62 题共用题干)

于某,女性,58 岁。患者 2 年前曾患中风,经治已愈,之后逐渐出现善忘呆滞,言语含糊不清,行为古怪孤僻,时哭时笑。诊见两目晦暗,舌暗,脉细涩。

58. 其诊断是
   A. 郁证
   B. 健忘
   C. 痴呆
   D. 中风恢复期
   E. 中风后遗症

59. 其辨证分型是
   A. 风痰瘀阻证
   B. 气虚络瘀证
   C. 痰浊蒙窍证
   D. 髓海不足证
   E. 瘀血内阻证

60. 其治法是
   A. 祛风化痰,通络化瘀
   B. 益气养血,化瘀通络
   C. 搜风化痰,行瘀通络
   D. 活血化瘀,开窍醒脑
   E. 豁痰开窍,健脾化浊

61. 其治疗应首选的方剂是
   A. 涤痰汤加减
   B. 通窍活血汤加减
   C. 还少丹加减
   D. 七福饮加减
   E. 天麻钩藤饮加减

62. 若病人日久兼气血不足应
   A. 改用归脾汤
   B. 改用八珍汤
   C. 改用补中益气汤
   D. 加熟地黄、党参、黄芪等
   E. 加熟地黄、当归、白芍等

(63 ~ 67 题共用题干)

某男,54 岁。2 小时前,患者因家事不和突然出现心前区疼痛,为隐痛呈阵发性,现已发作 3 次,每次持续数分钟。伴脘腹胀闷,嗳气则舒。诊见,时时叹息,苔薄白,脉细弦。

63. 辨证为
   A. 心血瘀阻证
   B. 气滞心胸证
   C. 痰浊闭阻证
   D. 寒凝心脉证
   E. 心肾阳虚证

64. 治法为
   A. 豁痰化瘀,调畅气血
   B. 活血化瘀,息风通络
   C. 疏肝理气,活血通络
   D. 活血化瘀,通脉止痛
   E. 通阳泄浊,豁痰宣痹

65. 宜用方剂为
   A. 血府逐瘀汤加减
   B. 柴胡疏肝散加减
   C. 瓜蒌薤白半夏汤合涤痰汤加减
   D. 枳实薤白桂枝汤合当归四逆汤加减
   E. 生脉散合人参养荣汤加减

66. 若病人心烦易怒,口干,便秘,舌红苔黄,脉弦数,则应
   A. 加龙胆、栀子等
   B. 加黄连、黄芩等
   C. 加酸枣仁、柏子仁等
   D. 改用丹栀逍遥散
   E. 改用龙胆泻肝汤

67. 若患者大便秘结严重,宜
   A. 加大黄、芒硝等
   B. 加火麻仁、郁李仁等
   C. 加麻子仁丸
   D. 加润肠丸
   E. 加当归龙荟丸

(68 ~ 71 题共用题干)

张某,女,45 岁。其因胃脘痞闷不适 3 个

月就诊。患者近3个月来经常脘腹痞闷,重时满闷如塞,但不疼痛,饮食减少,恶心嗳气,大便不爽,喜长叹息,有时心烦易怒,胸胁胀满,每因生气恼怒而使症状加重,苔薄白,脉弦。

68. 其中医诊断是
A. 痞满
B. 胃痛
C. 鼓胀
D. 胸痹
E. 结胸

69. 其证型为
A. 饮食内停证
B. 肝胃不和证
C. 痰湿中阻证
D. 脾胃湿热证
E. 脾胃虚弱证

70. 其治法是
A. 消食和胃,行气消痞
B. 清热化湿,和胃消痞
C. 除湿化痰,理气和中
D. 疏肝解郁,和胃消痞
E. 补气健脾,升清降浊

71. 其主方是
A. 保和丸加减
B. 补中益气汤加减
C. 泻心汤合连朴饮加减
D. 二陈汤加减
E. 越鞠丸合枳术丸加减

(72~73题共用题干)

患者,男,65岁。久嗜辛辣之品,大便下血,色鲜红,便下不爽,伴腹痛,肛门灼热,口苦,舌红苔黄厚腻,脉滑数。

72. 该病例中医辨证为
A. 胃肠积热证
B. 肠道湿热证
C. 胃热壅盛证
D. 脾胃虚寒证
E. 脾胃湿热证

73. 该病例中医治法为
A. 清胃泄热,凉血止血
B. 清化湿热,凉血止血
C. 清泄胃肠,凉血止血
D. 健脾温中,养血止血
E. 清化湿热,健脾统血

(74~77题共用题干)

患者,男,25岁。脐腹痛伴剧烈呕吐2天。发病初,腹痛呈阵发性加剧,曾吐出咖啡色物,已2天未进食,腹胀拒按,大便秘结,口燥咽干,冷汗自出。患者2年前曾做过阑尾炎手术,查体:脐旁可触到条索状肿物。舌质暗红,舌苔黄燥,脉滑数有力。

74. 其诊断是
A. 汗证
B. 胃痛
C. 呕吐
D. 便秘
E. 腹痛

75. 其辨证是
A. 气滞腹痛
B. 寒积腹痛
C. 湿热壅滞
D. 中阳不足
E. 瘀血阻滞

76. 其治法是
A. 理气止痛
B. 温中散寒,健脾和胃
C. 泻热通腑,行气导滞
D. 温补脾胃,缓急止痛
E. 活血化瘀

77. 治疗应首选
A. 木香顺气散加减
B. 良附丸加减
C. 大承气汤加减
D. 黄芪建中汤加减
E. 少腹逐瘀汤加减

(78~80题共用题干)

患者,男,28岁。症见突然昏倒,不省人事,口噤拳握,呼吸气粗,苔薄白,脉沉弦。

78.其诊断为

A.痰厥

B.食厥

C.血厥

D.气厥

E.暑厥

79.其治法是

A.顺气开郁

B.补气养血

C.活血顺气

D.行气豁痰

E.补气回阳

80.治疗应首选

A.四味回阳饮

B.导痰汤

C.通瘀煎

D.人参养营汤

E.五磨饮子

(81~83题共用题干)

患者,女,28岁。反复出现皮肤青紫斑点,并有鼻出血,发热,口渴,大便秘结,舌红苔黄,脉弦数。

81.其辨证是

A.胃热炽盛证

B.肝火上炎证

C.阴虚火旺证

D.血热妄行证

E.热邪犯肺证

82.其治法是

A.补气摄血

B.清热解毒,凉血止血

C.滋阴降火,宁络止血

D.健脾温中,养血止血

E.清胃泻火,化瘀止血

83.治疗应首选

A.桑菊饮

B.玉女煎

C.茜根散

D.犀角地黄汤

E.十灰散

(84~86题共用题干)

患者,女,53岁。发热而欲近衣,形寒怯冷,四肢不温,少气懒言,面色㿠白,舌质淡胖,边有齿痕,苔白润,脉沉细无力。

84.其证候是

A.气虚发热证

B.血虚发热证

C.阴虚发热证

D.阳虚发热证

E.血瘀发热证

85.其治法是

A.滋阴清热

B.益气养血

C.温补阳气,引火归原

D.益气健脾,甘温除热

E.活血化瘀

86.治疗应首选

A.补中益气汤

B.金匮肾气丸

C.清骨散

D.归脾汤

E.血府逐瘀汤

(87~90题共用题干)

患者,女,30岁。昨晚不慎受凉,突然出现呕吐,吐胃内容物及清水,伴有恶寒发热,头身疼痛,无汗,口不渴,胸脘满闷,舌苔白腻,脉濡缓。

87.其诊断是

A.痞满

B.腹痛

C.胃痛

D.噎膈

E. 呕吐

88. 辨证是
   A. 脾胃阳虚
   B. 食滞内停
   C. 痰饮内阻
   D. 外邪犯胃
   E. 肝气犯胃

89. 其治法是
   A. 疏邪解表,化浊和中
   B. 消食化滞,和胃降逆
   C. 温中化饮,和胃降逆
   D. 温中健脾,和胃降逆
   E. 疏肝理气,和胃降逆

90. 治疗应首选
   A. 藿香正气散
   B. 理中丸
   C. 小半夏汤
   D. 四七汤
   E. 保和丸

(91~94 题共用题干)

患者,女,63 岁。其既往有胃炎病史,近 3 天因饮食不节,再次发作。症见恶心呕吐时作时止,伴胃脘痞闷,纳呆神疲,面白无华,口淡不渴,大便微溏,舌淡苔薄白,脉濡弱。

91. 其辨证应为
   A. 食滞内停证
   B. 胃阴不足证
   C. 痰饮内阻证
   D. 肝气犯胃证
   E. 脾胃虚弱证

92. 治法为
   A. 温中健脾,和胃降逆
   B. 益气健脾,和胃降逆
   C. 消食导滞,和胃降逆
   D. 益气健脾,化湿止泻
   E. 温中化饮,和胃降逆

93. 宜选何方治疗
   A. 小建中汤加减

B. 沙参麦冬汤加减
   C. 香砂六君汤加减
   D. 黄芪建中汤加减
   E. 补中益气汤加减

94. 若病人脾阳不振,畏寒肢冷,可加用
   A. 附子、干姜
   B. 旋覆花、代赭石
   C. 吴茱萸、干姜
   D. 黄连、吴茱萸
   E. 黄芪、当归

(95~100 题共用题干)

患者余某,女,30 岁。其患大叶性肺炎 4 天,现仍发热,呼吸急促,咳嗽,1 天前小便点滴不通,咽干,烦渴,苔薄黄,脉数。

95. 其诊断为
   A. 癃闭
   B. 热淋
   C. 腹痛
   D. 血淋
   E. 气淋

96. 所属证型是
   A. 膀胱湿热证
   B. 肺热壅盛证
   C. 肝郁气滞证
   D. 浊瘀阻塞证
   E. 肾阳衰惫证

97. 其治法为
   A. 清热利湿,排石通淋
   B. 清热利湿通淋
   C. 疏利气机,通利小便
   D. 清热通淋,凉血止血
   E. 清泄肺热,通利水道

98. 其选方为
   A. 石韦散
   B. 八正散
   C. 小蓟饮子
   D. 沉香散
   E. 清肺饮

99. 若症见心烦、舌尖红、口舌生疮可加
    A. 芒硝、厚朴
    B. 大黄、枳实
    C. 青皮、莱菔子
    D. 当归、枳壳
    E. 黄连、竹叶

100. 若口渴引饮、神疲气短，可加
    A. 大剂生脉散
    B. 六磨汤
    C. 金银花、连翘
    D. 虎杖、鱼腥草
    E. 黄连、竹叶

参 考 答 案

基 础 知 识

1. E	2. E	3. C	4. B	5. E	6. E	7. C	8. C	9. C	10. C
11. D	12. B	13. D	14. C	15. D	16. B	17. C	18. A	19. D	20. D
21. A	22. D	23. C	24. A	25. B	26. A	27. A	28. C	29. B	30. B
31. E	32. A	33. E	34. D	35. D	36. A	37. B	38. D	39. E	40. D
41. A	42. C	43. C	44. B	45. D	46. C	47. D	48. B	49. C	50. A
51. C	52. B	53. B	54. C	55. A	56. E	57. E	58. D	59. C	60. A
61. A	62. D	63. B	64. A	65. B	66. A	67. E	68. B	69. B	70. C
71. A	72. C	73. C	74. D	75. A	76. C	77. B	78. E	79. B	80. C
81. A	82. B	83. A	84. D	85. C	86. B	87. D	88. E	89. A	90. B
91. E	92. A	93. A	94. D	95. B	96. E	97. B	98. D	99. E	100. A

相 关 专 业 知 识

1. B	2. D	3. C	4. E	5. C	6. B	7. B	8. E	9. D	10. C
11. D	12. A	13. E	14. E	15. E	16. C	17. B	18. C	19. B	20. E
21. D	22. E	23. B	24. B	25. E	26. C	27. E	28. C	29. B	30. A
31. D	32. C	33. E	34. A	35. C	36. A	37. E	38. A	39. E	40. A
41. E	42. A	43. A	44. A	45. C	46. C	47. D	48. D	49. B	50. D
51. E	52. D	53. E	54. D	55. A	56. D	57. A	58. A	59. B	60. C
61. E	62. B	63. C	64. A	65. C	66. E	67. C	68. A	69. B	70. A
71. D	72. A	73. A	74. B	75. C	76. E	77. A	78. C	79. B	80. E
81. C	82. D	83. E	84. D	85. E	86. A	87. E	88. B	89. A	90. D
91. A	92. C	93. C	94. D	95. B	96. D	97. A	98. E	99. B	100. D

专 业 知 识

1. E	2. D	3. C	4. D	5. B	6. A	7. D	8. B	9. D	10. E
11. E	12. D	13. D	14. B	15. E	16. C	17. C	18. B	19. B	20. A
21. B	22. E	23. A	24. D	25. C	26. E	27. A	28. B	29. A	30. E
31. E	32. D	33. D	34. D	35. B	36. D	37. B	38. A	39. D	40. E
41. B	42. B	43. C	44. C	45. D	46. A	47. D	48. E	49. C	50. E
51. D	52. E	53. C	54. E	55. B	56. A	57. C	58. C	59. B	60. B
61. A	62. B	63. D	64. E	65. B	66. A	67. D	68. C	69. C	70. A
71. B	72. A	73. E	74. B	75. C	76. D	77. C	78. C	79. C	80. C
81. B	82. C	83. E	84. B	85. D	86. E	87. A	88. B	89. A	90. C
91. D	92. C	93. A	94. B	95. D	96. C	97. C	98. B	99. A	100. A

专 业 实 践 能 力

1. C	2. E	3. E	4. D	5. C	6. E	7. E	8. E	9. E	10. B
11. B	12. C	13. D	14. C	15. B	16. C	17. A	18. E	19. C	20. D
21. D	22. D	23. C	24. C	25. B	26. D	27. C	28. C	29. B	30. B
31. E	32. C	33. D	34. A	35. B	36. A	37. D	38. C	39. B	40. C
41. E	42. D	43. C	44. C	45. D	46. C	47. B	48. B	49. A	50. B
51. C	52. D	53. B	54. E	55. D	56. E	57. C	58. C	59. E	60. D
61. B	62. D	63. B	64. C	65. B	66. D	67. E	68. A	69. B	70. D
71. E	72. B	73. B	74. E	75. C	76. C	77. C	78. D	79. A	80. E
81. D	82. B	83. E	84. D	85. C	86. B	87. E	88. D	89. A	90. A
91. E	92. B	93. C	94. A	95. A	96. B	97. E	98. E	99. E	100. A

全国中医药专业技术资格考试

中医内科专业（中级）押题秘卷（三）

考试日期：　　　年　　月　　日

考生姓名：＿＿＿＿＿＿＿＿

准考证号：＿＿＿＿＿＿＿＿

考　　　点：＿＿＿＿＿＿＿＿

考 场 号：＿＿＿＿＿＿＿＿

一、A1 型题

1. 以下属于按相克规律确定的治法是
   A. 滋水涵木
   B. 金水相生
   C. 培土生金
   D. 益火补土
   E. 泻南补北

2. 六腑中与情志有关的脏腑是
   A. 大肠
   B. 小肠
   C. 胆
   D. 三焦
   E. 膀胱

3. 被称为"气机升降之枢纽"的脏腑是
   A. 脾肺
   B. 肺肾
   C. 脾胃
   D. 肝肺
   E. 心肾

4. 疾病发生的内在原因是
   A. 正气与邪气的斗争
   B. 邪盛而正未衰
   C. 正气不足
   D. 邪气
   E. 正衰邪盛

5. 由于实邪结聚,阻滞经络,气血不能外达,而出现的病机是
   A. 由实转虚
   B. 因虚致实
   C. 真实假虚
   D. 真虚假实
   E. 虚实夹杂

6. 能促进大肠传导的是
   A. 胃气的降浊
   B. 肺气的肃降
   C. 小肠泌别清浊
   D. 脾之运化
   E. 肾的温化

7. 在治疗瘀血病证时,常配以行气、补气药,其理论根据是
   A. 气能生血
   B. 气能行血
   C. 气能摄血
   D. 血能载气
   E. 血能生气

8. 足厥阴肝经与手太阴肺经两经交会的部位是
   A. 胸部
   B. 胸胁
   C. 肝中
   D. 肺中
   E. 腹部

9. 七情致病最先伤及的脏是
   A. 心
   B. 肺
   C. 肝
   D. 脾
   E. 肾

10. 水土不服的发病因素是
    A. 地域因素
    B. 气候因素
    C. 先天禀赋,体质较弱
    D. 生活、工作环境

E. 精神状态

11. 下列阳虚证中,病情最重的是
    A. 肾阳虚
    B. 心阳虚
    C. 胃阳虚
    D. 脾阳虚
    E. 肺阳虚

12. 正治的定义是
    A. 调整阴阳的治疗法则
    B. 顺从疾病的某些假象而治的一种治疗
       方法
    C. 逆着疾病现象而治的治疗方法
    D. 扶助正气的治疗方法
    E. 正确的治疗法则

13. "用热远热"的含义是
    A. 阳盛之人慎用温热药物
    B. 原有内热复感外寒之人,慎用温热药物
    C. 阴虚之人,慎用温热药物
    D. 南方炎热,慎用温热药物
    E. 夏季炎热,慎用温热药物

14. "清阳发腠理"之"清阳"是指
    A. 肺气
    B. 水谷精气
    C. 胃气
    D. 卫气
    E. 清气

15. "伤寒七八日,身黄如橘子色,小便不利,腹
    微满"适宜用
    A. 麻黄连翘赤小豆汤
    B. 抵当汤
    C. 茵陈蒿汤
    D. 栀子柏皮汤
    E. 小柴胡汤

16. 太阳病的热型是
    A. 往来寒热
    B. 发热恶寒
    C. 潮热
    D. 厥热往复
    E. 不恶寒,反恶热

17. 附子汤证不应出现
    A. 背恶寒
    B. 身体痛
    C. 手足寒
    D. 骨节痛
    E. 口燥渴

18. 霍乱病经治疗后,"脉平,小烦"的原因是
    A. 余邪未尽
    B. 邪气复聚
    C. 脾胃气弱不能化谷
    D. 复感外邪
    E. 阴虚发热

19. 原文"大病差后,从腰以下有水气者"用下
    列何方治疗
    A. 五苓散
    B. 牡蛎泽泻散
    C. 苓桂术甘汤
    D. 苓桂草枣汤
    E. 茯苓甘草汤

20. 《金匮要略》论历节病的成因是
    A. 外感风寒湿之气
    B. 肝肾亏虚,筋骨失养
    C. 肝肾亏虚,风寒湿侵
    D. 肝肾不足,寒伤骨髓
    E. 阳气亏虚,血行不利

21. "肝着,其人常欲蹈其胸上,先未苦时,但欲
    饮热",其病机属
    A. 肝气郁结

B. 瘀血内阻

C. 肝经气血郁滞

D. 水停胸胁

E. 饮阻胸膈

22.《金匮要略》黄疸病篇重点论述的内容是
A. 火劫发黄
B. 燥结发黄
C. 女劳发黄
D. 寒湿发黄
E. 湿热发黄

23. 肺热腑实证的治疗,当用何方
A. 调胃承气汤
B. 宣白承气汤
C. 桃仁承气汤
D. 增液承气汤
E. 葛根芩连汤

24. 叶天士所谓"浊邪害清"的临床表现是
A. 口鼻咽唇干燥
B. 耳聋鼻塞
C. 昏谵舌謇
D. 溲短尿浊
E. 脘腹胀满

25. 甘遂、京大戟、芫花均有毒,内服时宜
A. 久煎
B. 醋制
C. 酒制
D. 后下
E. 姜汁制

26. 防己具有的功效是
A. 祛风湿,止痛,安胎
B. 祛风湿,舒经络,解表
C. 祛风湿,消骨鲠,解暑
D. 祛风湿,止痛,化湿和胃
E. 祛风湿,止痛,利水消肿

27. 性微温而善于芳香化湿的药物是
A. 香薷
B. 佩兰
C. 砂仁
D. 豆蔻
E. 藿香

28. 元气大亏,阳气暴脱,亡阳与气脱并见,首选药组是
A. 附子、黄芪
B. 附子、人参
C. 附子、白术
D. 附子、干姜
E. 附子、肉桂

29. 治疗下元虚冷,肾不纳气之虚喘的药物是
A. 佛手
B. 沉香
C. 乌药
D. 川楝子
E. 青木香

30. 既能消食化积,又能行气散瘀的药物是
A. 神曲
B. 山楂
C. 木香
D. 枳实
E. 鸡内金

31. 既能清肝明目,又能润肠通便的药物是
A. 决明子
B. 菟丝子
C. 鸦胆子
D. 沙苑子
E. 牛蒡子

32. 下列各项,不具有行气功效的药物是
A. 川芎
B. 郁金

C. 延胡索

D. 三棱

E. 五灵脂

E. 代赭石

38. 败毒散中配伍人参的用意是

A. 补气培土生金

B. 扶正鼓邪外出

C. 益气以资汗源

D. 益气以利血行

E. 益气以助固表

33. 善治痰热闭阻心窍、神昏口噤的药物是

A. 钩藤

B. 金银花

C. 牛黄

D. 白菊花

E. 大青叶

39. 下列不属于大柴胡汤药物组成的是

A. 芍药

B. 半夏

C. 甘草

D. 枳实

E. 生姜

34. 下列各项,不属冰片主治病证的是

A. 热病闭证神昏

B. 目赤肿痛

C. 寒闭神昏

D. 喉痹口疮

E. 疮疡肿痛,水火烫伤

40. 痛泻要方中配伍防风的主要用意是

A. 祛风胜湿

B. 散肝舒脾

C. 燥湿止痛

D. 补脾柔肝

E. 疏风散寒

35. 具养阴清肺、益胃生津功效的药物是

A. 黄精

B. 石斛

C. 百合

D. 枸杞子

E. 北沙参

41. 玉女煎中配伍牛膝的主要用意是

A. 导热下行

B. 补肝柔筋

C. 补肾壮骨

D. 活血祛瘀

E. 利水通淋

36. 治疗阴虚血热、冲任不固的崩漏,应选用的
药物是

A. 天冬

B. 麦冬

C. 玉竹

D. 龟甲

E. 枸杞子

42. 下列方剂中重用生姜的是

A. 小建中汤

B. 吴茱萸汤

C. 实脾散

D. 健脾丸

E. 温经汤

37. 具有息风止痉、平抑肝阳、祛风通络功效的
药物是

A. 夏枯草

B. 僵蚕

C. 天麻

D. 决明子

43. 一贯煎中配伍川楝子的用意是

A. 养血柔肝滋阴

B.疏肝泄热理气

C.疏肝润肺生津

D.理气养阴生津

E.柔肝缓急止痛

44.牡蛎散的主治病证是

A.风寒表虚之自汗证

B.阳明壮热之大汗证

C.阴虚火旺之盗汗证

D.体虚之自汗、盗汗证

E.肺卫气虚之自汗证

45.酸枣仁汤中配伍川芎的主要用意是

A.祛瘀血,止疼痛

B.行气滞,化瘀血

C.调肝血,疏肝气

D.祛风邪,止头痛

E.祛风邪,止痹痛

46.具有降逆止呃、益气清热功用的方剂是

A.苏子降气汤

B.橘皮竹茹汤

C.丁香柿蒂汤

D.旋覆代赭汤

E.清气化痰丸

47.下列方剂组成中含有干姜的是

A.真武汤

B.四神丸

C.厚朴温中汤

D.当归四逆汤

E.橘皮竹茹汤

48.复元活血汤原方中用量最大的药物是

A.大黄

B.柴胡

C.当归

D.红花

E.桃仁

49.在川芎茶调散中善于治疗太阳经头痛的是

A.川芎

B.羌活

C.白芷

D.细辛

E.防风

50.方药配伍体现"病痰饮者,当以温药和之"之意的方剂是

A.苓桂术甘汤

B.防己黄芪汤

C.真武汤

D.实脾散

E.五苓散

二、B1 型题

答题说明

以下提供若干组考题,每组考题共用在考题前列出的 A、B、C、D、E 五个备选答案。请从中选择一个与问题关系最密切的答案。某个备选答案可能被选择一次、多次或不被选择。

(51~52 题共用备选答案)

A.交感互藏

B.对立制约

C.互根互用

D.消长平衡

E.相互转化

51."重阴必阳"说明了阴阳之间的

52."热极生寒"说明了阴阳之间的

(53~54 题共用备选答案)

A.气的推动作用

B.气的温煦作用

C. 气的固摄作用

D. 气的防御作用

E. 气的气化作用

53. 血液能正常运行于脉内而不溢出脉外,主要依靠的是

54. 具有防止血、津液等液态物质无故流失作用的是

(55～56 题共用备选答案)

A. 泪

B. 汗

C. 涎

D. 涕

E. 唾

55. 五脏主五液,脾所主的液是

56. 五脏主五液,心所主的液是

(57～58 题共用备选答案)

A. 足太阴脾经

B. 足少阴肾经

C. 足太阳膀胱经

D. 足厥阴肝经

E. 足阳明胃经

57. 分布于下肢内侧后缘的是

58. 分布于下肢外侧后缘的是

(59～60 题共用备选答案)

A. 风邪

B. 寒邪

C. 湿邪

D. 燥邪

E. 火邪

59. 易于阻遏气机的邪气是

60. 易于耗气伤津的邪气是

(61～62 题共用备选答案)

A. 泻之

B. 收之

C. 竭之

D. 发之

E. 散之

61. 《素问·阴阳应象大论》言其慓悍者,按而

62. 《素问·阴阳应象大论》言其下者,引而

(63～64 题共用备选答案)

A. 肺

B. 肾

C. 肝

D. 脾

E. 心

63. 《素问·六节藏象论》中,称"封藏之本"的是

64. 《素问·六节藏象论》中,称"罢极之本"的是

(65～66 题共用备选答案)

A. 心下痞硬,干噫食臭

B. 身热不去,心中结痛

C. 心下痞硬满,干呕,心烦不得安

D. 心下痞硬,噫气不除

E. 小结胸病,正在心下,按之则痛

65. 小陷胸汤所主治的证候是

66. 旋覆代赭汤所主治的证候是

(67～68 题共用备选答案)

A. 半夏厚朴汤

B. 甘麦大枣汤

C. 小柴胡汤

D. 温经汤

E. 肾气丸

67. 妇人咽中如有炙脔,宜选方

68. 妇人脏躁,喜悲伤欲哭,宜选方

(69～70 题共用备选答案)

A. 风湿表虚

B. 风湿阳虚

C. 寒湿在表

D. 风湿在表,化热倾向

E. 风湿兼气虚

69. 麻黄杏仁薏苡甘草汤证属

70. 防己黄芪汤证属

(71~72 题共用备选答案)

A. 清热利湿退黄

B. 清热通便

C. 和胃退黄

D. 利湿清热退黄

E. 润燥通便

71. 茵陈蒿汤证的治则是

72. 茵陈五苓散证的治则是

(73~74 题共用备选答案)

A. 风温

B. 大头瘟

C. 伏暑

D. 秋燥

E. 春温

73. 属于温毒类的温病是

74. 属于湿热类的温病是

(75~76 题共用备选答案)

A. 清热解毒,疏风消肿

B. 气营两清,解毒救阴

C. 轻清芳化,清涤余湿

D. 清营透气

E. 和解少阳

75. 大头瘟的治疗方法是

76. 烂喉痧的治疗方法是

(77~78 题共用备选答案)

A. 菊花

B. 桑叶

C. 金银花

D. 连翘

E. 薄荷

77. 既能疏散风热,又能平抑肝阳,用于治疗肝阳上亢,眩晕头痛的药物是

78. 既能疏散风热,又可凉润肺燥,用于治疗燥热咳嗽的药物是

(79~80 题共用备选答案)

A. 白芷

B. 羌活

C. 藁本

D. 蔓荆子

E. 辛夷

79. 治疗外感风寒之眉棱骨痛,首选药物是

80. 治疗外感风寒之颠顶头痛,首选药物是

(81~82 题共用备选答案)

A. 丝瓜络

B. 巴戟天

C. 豆蔻

D. 木瓜

E. 蚕砂

81. 具有祛风、通络、活血功效的药物是

82. 具有祛风湿、强筋骨、补肾阳功效的药物是

(83~84 题共用备选答案)

A. 细辛

B. 花椒

C. 丁香

D. 小茴香

E. 高良姜

83. 具有散寒止痛、温肺化饮功效的药物是

84. 具有温中止痛杀虫功效的药物是

(85~86 题共用备选答案)

A. 侧柏叶

B. 地榆

C. 大蓟

D. 槐花

E. 小蓟

85. 既善于治疗吐衄便血,又善于治疗肝火上炎之头痛目赤的药物是

86. 既善于治疗吐衄便血,又善于治疗肺热咳

嗽有痰的药物是

(87~88题共用备选答案)

A. 活血行气,祛风止痛

B. 活血止痛,行气解郁,清心凉血,利胆退黄

C. 活血行气,止痛,消肿生肌

D. 活血调经,祛瘀止痛,凉血消痈,除烦安神

E. 活血止痛,消肿生肌

87. 乳香具有的功效是

88. 没药具有的功效是

(89~90题共用备选答案)

A. 黄连解毒汤

B. 凉膈散

C. 普济消毒饮

D. 导赤散

E. 白虎汤

89. 三焦火毒证宜选用

90. 上中二焦邪郁生热证宜选用

(91~92题共用备选答案)

A. 甘草

B. 枳实

C. 芍药

D. 柴胡

E. 黄芩

91. 四逆散组成中不含有的药物是

92. 大柴胡汤组成中不含有的药物是

(93~94题共用备选答案)

A. 白术

B. 苍术

C. 人参

D. 白芍

E. 柴胡

93. 完带汤中具有燥湿运脾作用的药物是

94. 完带汤中具有补脾祛湿作用的药物是

(95~96题共用备选答案)

A. 心火亢盛证

B. 痰热扰心证

C. 痰蒙心包证

D. 热陷心包证

E. 寒闭证

95. 安宫牛黄丸的主治证是

96. 苏合香丸的主治证是

(97~98题共用备选答案)

A. 生脉散

B. 清营汤

C. 大定风珠

D. 当归六黄汤

E. 青蒿鳖甲汤

97. 温病后期,阴伤邪伏者,治宜选用

98. 温病后期,阴虚风动者,治宜选用

(99~100题共用备选答案)

A. 湿痰证

B. 热痰证

C. 燥痰证

D. 风痰证

E. 寒痰证

99. 二陈汤的主治证是

100. 贝母瓜蒌散的主治证是

一、A1 型题

答题说明

以下每一道考题下面有 A、B、C、D、E 五个备选答案。请从中选择一个最佳答案。

1. 口淡乏味,甚至口中无味,属于
   A. 湿热蕴脾
   B. 寒水上泛
   C. 脾胃虚弱
   D. 肝胃蕴热
   E. 寒湿困脾

2. 舌淡白胖嫩,边有齿痕而又有裂纹,属于
   A. 先天性舌裂
   B. 阴液亏损
   C. 热盛伤津
   D. 脾虚湿浸
   E. 血虚不润

3. 呕吐物清稀无酸臭味,属于
   A. 胃腑血瘀
   B. 胃阳不足
   C. 邪热犯胃
   D. 伤食
   E. 肝胆郁热

4. 青壮年头发稀疏易落,属于
   A. 精血不足
   B. 肾虚或血热
   C. 血虚受风
   D. 疳积
   E. 脾胃虚损

5. 咳吐痰多,胸闷体胖,或局部有圆滑包块,苔腻脉滑,属于
   A. 饮邪客肺证
   B. 水停证
   C. 饮停心包证
   D. 痰证
   E. 饮停胸胁证

6. 郑声的病因是
   A. 心气虚衰,神气不足
   B. 脏气衰竭,心神散乱
   C. 气郁痰阻,蒙蔽心神
   D. 热邪扰动心神
   E. 瘀血阻碍心窍

7. 脉来一息不足四至,搏指无力者的主病是
   A. 实寒证
   B. 实热证
   C. 虚寒证
   D. 虚热证
   E. 阳极阴竭证

8. 具有脉短如豆、滑数有力特征的脉象是
   A. 滑脉
   B. 数脉
   C. 动脉
   D. 疾脉
   E. 促脉

9. 四肢厥冷,神昏,面紫暗,脉沉迟,身热,胸腹灼热,口鼻气灼,口臭息粗,口渴引饮,小便短黄,舌红苔黄而干,脉有力。此为
   A. 真寒假热
   B. 真热假寒
   C. 表里虚热
   D. 表里虚寒
   E. 表寒里热

10. 发热恶热,烦躁,口渴喜饮,汗多,大便秘结,小便短黄,面赤,舌红绛苔黄,脉数有力。证属
   A. 燥淫证
   B. 火淫证

C. 暑淫证

D. 阴虚证

E. 风淫证

11. 症见少腹冷痛,阴部坠胀作痛,或阴器收缩引痛,舌淡苔白润,脉沉紧者。此属

　　A. 肝郁气滞证

　　B. 肾阳虚证

　　C. 肾虚水泛证

　　D. 寒滞肝脉证

　　E. 寒湿困脾证

12. 患者微有发热恶风寒,咳嗽,痰少而黏,不易咳出,时而痰中带血,口干咽燥,尿少便干,舌苔干燥,脉浮数。此属

　　A. 肺阴虚证

　　B. 燥邪犯肺证

　　C. 风热犯肺证

　　D. 肺热炽盛证

　　E. 肺肾阴虚证

13. 患者发热,微恶风寒,少汗,头痛,口微渴,舌边尖红苔薄黄,脉浮数。证属

　　A. 卫分证

　　B. 气分证

　　C. 营分证

　　D. 血分证

　　E. 下焦病证

14. 腹痛窘迫,时时欲便,肛门重坠,便出不爽,称为

　　A. 肛门灼热

　　B. 排便不爽

　　C. 滑泻失禁

　　D. 里急后重

　　E. 肛门坠气

15. 肾阳虚命门火衰的病人,小便一般不会出现的改变是

A. 小便清长

B. 癃闭

C. 小便短赤

D. 夜间尿多

E. 小便淋沥不尽

16. 病人但坐不得卧,卧则气逆者,属

　　A. 体弱气虚

　　B. 气血俱虚

　　C. 咳喘肺胀

　　D. 肝阳化风

　　E. 夺气脱血

17. 劳累后突发胸痛 1 小时,伴胸闷、憋气,面色苍白,出冷汗,可能的病因是

　　A. 胸膜炎

　　B. 肋间神经痛

　　C. 急性心肌梗死

　　D. 肺炎

　　E. 肋软骨炎

18. 下列意识障碍的病因中,哪项属脑血管病

　　A. 脑栓塞

　　B. 脑脓肿

　　C. 脑肿瘤

　　D. 外伤性颅内血肿

　　E. 癫痫

19. 高热是指体温在

　　A. 38.1℃ ~ 39℃

　　B. 39.1℃ ~ 40℃

　　C. 39.1℃ ~ 41℃

　　D. 40.1℃ ~ 41℃

　　E. 41℃以上

20. 呕吐大量隔宿食物,多见于

　　A. 急性糜烂性胃炎

　　B. 慢性胃炎

　　C. 消化性溃疡

D. 急性肝炎

E. 幽门梗阻

21. 胸痛,咳嗽或深呼吸时疼痛加重,可能的病因是

　　A. 肺炎球菌肺炎

　　B. 肺结核

　　C. 胸膜炎

　　D. 心包炎

　　E. 肺癌

22. 下述哪项体征是确诊器质性心脏病的依据

　　A. 听到第 3 心音

　　B. 心尖部柔和的收缩期杂音

　　C. 心脏杂音的强度在 2/6 级以下

　　D. 心尖部舒张期隆隆样杂音

　　E. 心律不齐

23. 鉴别胸膜摩擦音和心包摩擦音主要依靠

　　A. 声音粗糙的程度

　　B. 声音发出的部位

　　C. 声音持续时间的长短

　　D. 屏住呼吸是否存在

　　E. 伴有啰音还是杂音

24. 长期服用肾上腺糖皮质激素会出现的面容是

　　A. 肢端肥大面容

　　B. 满月面容

　　C. 面具面容

　　D. 无欲貌

　　E. 黏液水肿面容

25. 诊断阑尾炎最有诊断价值的体征是

　　A. 脐周压痛

　　B. 左下腹压痛

　　C. 肌紧张

　　D. 右下腹固定压痛

　　E. 板状腹

26. 急性胃肠穿孔最有特征性的体征是

　　A. 肝浊音界消失代之以鼓音

　　B. 腹部压痛

　　C. 振水音阳性

　　D. 移动性浊音阳性

　　E. 发热

27. 检查脊柱应采取的正确体位是

　　A. 仰卧位

　　B. 右侧卧位

　　C. 左侧卧位

　　D. 膝胸卧位

　　E. 站立位或卧位

28. 成年男性,检查发现血沉加快。其血沉测定值可能为

　　A. 5mm/h

　　B. 8mm/h

　　C. 11mm/h

　　D. 15mm/h

　　E. 18mm/h

29. 嗜酸性粒细胞增多见于

　　A. 副伤寒患者

　　B. 感染早期患者

　　C. 寄生虫感染患者

　　D. 应用肾上腺皮质激素患者

　　E. 经 X 线照射患者

30. 血小板一过性增多见于

　　A. 再生障碍性贫血

　　B. 溶血性贫血

　　C. 脾功能亢进

　　D. 急性白血病

　　E. 弥漫性血管内凝血

31. 下列哪项提示 P 波异常

　　A. Ⅱ导联 P 波直立

　　B. Ⅲ导联 P 波双向

C. aVR 导联 P 波倒置

D. aVL 导联 P 波不明显

E. V₅ 导联 P 波倒置

32. 下列哪项不符合室性心动过速的心电图表现
    A. 室性异位激动频率为 150～250 次/分
    B. 宽大的 QRS 波群前无 P 波
    C. 房室分离
    D. 心室夺获
    E. QRS 波群时间 >0.12s

33. 正常胸膜的 X 线表现是
    A. 胸膜不显影
    B. 呈横行条索状阴影
    C. 呈斑片状阴影
    D. 肋膈角尖锐
    E. 膈角平直

34. 浸润型肺结核的好发部位为
    A. 下叶背段
    B. 肺尖或锁骨下区
    C. 中叶
    D. 肺门区
    E. 肺底部

35. 在传染病流行期间，为保护易感人群，注射下列免疫制剂无效的是
    A. 高效价免疫球蛋白
    B. 丙种球蛋白
    C. 灭活疫（菌）苗
    D. 抗毒素
    E. 类毒素

36. 熟悉传染病的潜伏期，是为了
    A. 确定诊断
    B. 确定检疫期
    C. 预测流行趋势
    D. 追踪传染来源

E. 有助于指导治疗

37. 湿温相当于西医学的疾病名称是
    A. 菌痢
    B. 霍乱
    C. 流脑
    D. 人禽流感
    E. 伤寒

38. 肥达反应阳性率最高的时期是
    A. 病前 1 周
    B. 病程第 1 周
    C. 病程第 2 周
    D. 病程第 3 周
    E. 病程第 5 周以后

39. 下列有关隔离的叙述，错误的是
    A. 是控制传染病流行的重要措施
    B. 便于管理传染源
    C. 可防止病原体向外扩散给他人
    D. 根据传染病的平均传染期来确定隔离期限
    E. 某些传染病患者解除隔离后尚应进行追踪观察

40. 与感觉相比，知觉具有较明显的
    A. 被动性
    B. 简单反射性
    C. 具体形象性
    D. 概括性
    E. 概念性

41. 心理障碍是对不同种类的和异常的
    A. 智力、认知、情绪的统称
    B. 智力、情绪、行为的统称
    C. 认知、情绪、适应能力的统称
    D. 情绪、行为、社会关系的统称
    E. 心理、情绪、行为的统称

42.对于病人来讲,最重要的、最优先的需要是
    A.生理的需要
    B.爱与归属的需要
    C.尊重的需要
    D.安全的需要
    E.自我实现的需要

43."杏林佳话"歌颂的是
    A.孙思邈
    B.李时珍
    C.张仲景
    D.董奉
    E.陈实功

44.下列关于保密内容理解正确的是
    A.保守双方的秘密
    B.保守病人的秘密和对病人保守秘密
    C.保守医院的秘密
    D.保守病人不良的诊断
    E.保守所有的秘密

45.突发公共卫生事件的特点不包括
    A.突发性
    B.公共性
    C.个体性
    D.危害性
    E.复杂性

46.在体格检查中,医生应遵守的道德要求有
    A.使患者知情同意
    B.保护患者的权利
    C.全神贯注,语言得当
    D.减轻患者的痛苦
    E.尊重患者的一切意见

47.下列哪项属于行政处罚
    A.赔礼道歉
    B.降级
    C.撤职
    D.罚款
    E.赔偿损失

48.医师在执业活动中不享有的权利是
    A.对患者进行无条件临床实验治疗
    B.在注册的执业范围内进行疾病诊查和治疗
    C.获取工资报酬和津贴
    D.获得与本人执业活动相当的医疗设备基本条件
    E.参加培训,继续接受医学教育

49.医师甲经执业医师注册,在某医疗机构执业。1年后,该医师受聘到另一预防机构执业,对其改变执业地点和类别的行为
    A.预防机构允许即可
    B.无需经过准予注册的卫生行政部门办理变更注册手续
    C.应到准予注册的卫生行政部门办理变更注册手续
    D.任何组织和个人无权干涉
    E.只要其医术高明,就不受限制

50.哪项不属于医师在执业活动中应遵循的规范
    A.遵守法律、法规,遵守技术操作规范
    B.参加专业培训,接收继续医学教育
    C.关心、爱护、尊重患者
    D.努力钻研业务,更新知识,提高专业技术水平
    E.保护患者的隐私

二、B1 型题

答题说明

以下提供若干组考题,每组考题共用在考题前列出的 A、B、C、D、E 五个备选答案。请从中选择一个与问题关系最密切的答案。某个备选答案可能被选择一次、多次或不被选择。

(51～52 题共用备选答案)

A. 前额连眉棱骨痛

B. 侧头部痛

C. 后头部连项痛

D. 颠顶部痛

E. 头痛连齿

51. 厥阴经头痛的特点是

52. 阳明经头痛的特点是

(53～54 题共用备选答案)

A. 风痰阻络证

B. 热极生风证

C. 阳明热盛证

D. 胃阴损伤证

E. 肾阴枯涸证

53. 牙齿燥如枯骨者,属

54. 牙齿光燥如石者,属

(55～56 题共用备选答案)

A. 气血两虚证

B. 寒凝筋脉证

C. 痰浊内蕴证

D. 热盛伤津证

E. 风痰阻络证

55. 舌淡白、胖嫩而舌体短缩者,属

56. 舌色红绛而干,舌体短缩者,属

(57～58 题共用备选答案)

A. 病室血腥味

B. 病室腐臭气

C. 病室尿臊气

D. 病室尸臭气

E. 病室烂苹果气

57. 肾衰病人的病室气味是

58. 消渴病人的病室气味是

(59～60 题共用备选答案)

A. 涩脉

B. 弦脉

C. 伏脉

D. 紧脉

E. 革脉

59. 主病邪闭、厥证或痛极的脉象是

60. 主病气滞血瘀、痰食内停、伤精血少的脉象是

(61～62 题共用备选答案)

A. 肝阳上亢证

B. 热极生风证

C. 阳虚动风证

D. 肝阳化风证

E. 血虚生风证

61. 表现为眩晕欲仆,头胀痛、头摇、肢麻震颤、步履不稳者,属

62. 表现为眩晕、肢麻、震颤、拘急、面白舌淡者,属

(63～64 题共用备选答案)

A. 膀胱湿热证

B. 小肠实热证

C. 肾阳虚证

D. 肾气不固证

E. 肾气虚证

63. 小便频数,色清,量多,伴腰膝冷痛,多见于

64. 小便频数,色红,量少,灼痛,伴腰痛,多见于

(65~66 题共用备选答案)

A. 表热证

B. 真热假寒证

C. 虚热证

D. 实热证

E. 亡阴证

65. 发热,烦渴,热汗淋漓,脉疾无力,多见于

66. 发热,烦渴,大汗出,脉洪数有力,多见于

(67~68 题共用备选答案)

A. 慢性支气管炎

B. 支气管哮喘

C. 支气管扩张症

D. 肺炎链球菌肺炎

E. 支气管肺癌

67. 咯脓血痰的疾病是

68. 咯铁锈样痰的疾病是

(69~70 题共用备选答案)

A. 高血压脑病

B. 尿毒症

C. 吗啡、巴比妥类中毒

D. 流行性脑膜炎

E. 重度休克

69. 意识障碍伴瞳孔缩小,见于

70. 意识障碍伴高血压,见于

(71~72 题共用备选答案)

A. 收缩期震颤

B. 心包摩擦感

C. 舒张期震颤

D. 震荡

E. 连续性震颤

71. 二尖瓣狭窄时可触及

72. 纤维素性心包炎时可触及

(73~74 题共用备选答案)

A. 白血病

B. 传染性单核细胞增多症

C. 急性胆囊炎

D. 麻疹

E. 流行性感冒

73. 发热伴寒战常见于

74. 发热伴结膜充血常见于

(75~76 题共用备选答案)

A. 膝外翻

B. 杵状指

C. 反甲

D. 爪形手

E. 梭状关节

75. 支气管扩张症可见

76. 佝偻病可见

(77~78 题共用备选答案)

A. 葡萄糖明显减少或消失

B. 静置后有薄膜形成

C. 外观初期为血性,后期黄染

D. 蛋白质含量轻度增加

E. 压力正常

77. 化脓性脑膜炎的脑脊液特点是

78. 结核性脑膜炎的脑脊液特点是

(79~80 题共用备选答案)

A. ALT 明显升高

B. 血氨明显升高

C. γ-GT 明显升高

D. MAO 明显升高

E. ALP 明显升高

79. 急性肝炎可出现

80. 阻塞性黄疸可出现

(81~82 题共用备选答案)

A. 薄壁空洞

B. 管状透明阴影

C. 薄壁空腔

D. 不规则偏心空洞

E. 壁厚空洞内有液平

81. 肺大泡的 X 线表现为
82. 肺脓肿空洞 X 线多表现为

(83～84 题共用备选答案)
A. 搞好环境卫生,灭蚊蝇
B. 搞好"三管一灭"及个人卫生
C. 保持空气流通
D. 严格执行标准预防的原则
E. 保持洁身自好

83. 消化道传染病的预防重点是
84. 医院感染的预防重点是

(85～86 题共用备选答案)
A. 中毒型菌痢
B. 慢性菌痢急性发作型
C. 急性菌痢轻型
D. 慢性菌痢隐匿型
E. 急性菌痢普通型

85. 表现为急起发热,腹痛,腹泻,脓血便的是
86. 表现为突起高热,面色青灰,出冷汗,尿少,脉细数的是

(87～88 题共用备选答案)
A. 毛蚶
B. 蚊虫
C. 家畜
D. 患者
E. 鼠类

87. 肾综合征出血热的传染源主要是
88. 霍乱的传染源是

(89～90 题共用备选答案)
A. 0～1 岁
B. 1～3 岁
C. 3～6 岁
D. 6～12 岁
E. 13～14 岁

89. 促进语言发展的时期是
90. 培养开拓创造性思维的时期是

(91～92 题共用备选答案)
A. 害怕特定的事物,如小白鼠、广场、社交活动
B. 无法抑制地想一个问题或重复一个动作
C. 没有原因地担心未来(发生不好的事情)
D. 不遵守社会规范
E. 情绪低落、自我评价低,主动意识下降

91. 恐惧症的主要特征是
92. 焦虑的主要特征是

(93～94 题共用备选答案)
A. 医德修养为有效保护自己所必需
B. 医德修养为转变不良医风所必需
C. 医德修养为妥善处理医护人员关系所必需
D. 医德修养为妥善处理医患关系所必需
E. 医德修养为医务人员完善医德人格所必需

93. 不应作为医德修养意义根据的表述是
94. 医德修养的意义直接体现于

(95～96 题共用备选答案)
A. 具有独立作出诊断和治疗的权利以及特殊干涉权
B. 自主选择医院、医护人员
C. 无条件接受人体实验
D. 保持和恢复健康,积极配合医疗,支持医学科学研究
E. 对病人义务和对社会义务的统一

95. 病人的义务是
96. 医生的权利是

(97～98 题共用备选答案)
A. 疫情措施
B. 疫点
C. 疫情报告
D. 疫区

E.疫情通报

97.医疗机构及其执行职务的人员发现传染病疫情应按规定和时限进行

98.县级以上人民政府有关部门发现传染病疫情时应当及时向同级人民政府卫生行政部门进行

(99～100题共用备选答案)

A.6小时内

B.8小时内

C.12小时内

D.24小时内

E.48小时内

99.发生患者死亡或者可能为二级以上医疗事故的,医疗机构应向所在地卫生行政部门报告的时限是

100.因抢救危急患者,未能及时书写病历的,有关医务人员应当在抢救结束后据实补记并加以注明的时限是

一、A2 型题

答题说明

以下每一道考题下面有 A、B、C、D、E 五个备选答案。请从中选择一个最佳答案。

1. 患者,女,34 岁。身热,微恶风,头胀痛,汗出不畅,鼻塞涕黄,咳嗽痰黏,咽喉肿痛,口渴喜饮,舌尖红,苔薄黄,脉浮数。治疗应首选
   A. 辛温解表
   B. 滋阴解表
   C. 益气解表
   D. 清暑祛湿
   E. 辛凉解表

2. 患者,女,35 岁。干咳无痰,咽干鼻燥,伴恶寒发热,头痛无汗,苔薄白而干。治疗应首选
   A. 桑杏汤
   B. 清金化痰汤
   C. 止嗽散
   D. 杏苏散
   E. 泻白散

3. 患者,女,51 岁。形体肥胖。症见喘而胸满闷窒,甚则胸盈仰息,痰多色白质黏腻,伴纳呆,口黏,舌苔白厚腻,脉滑。治宜选用二陈汤合
   A. 小青龙汤
   B. 桑杏汤
   C. 平胃散
   D. 三子养亲汤
   E. 苏子降气汤

4. 患者,男,55 岁。间断咳嗽、咳痰,反复发作30 年。近 2 年来渐觉气短,发现高血压 3年,吸烟 36 年,20 支/日。查体:BP 140/90mmHg,心肺无明显阳性体征,心脏彩超未发现异常。为明确诊断首选的检查是
   A. 胸部 CT

   B. 肺功能
   C. 运动心肺功能
   D. 冠状动脉造影
   E. 核素心肌显影

5. 患者,男,71 岁。患有肺痨,迁延不愈。症见咳吐浊唾涎沫,质黏稠,偶有咳痰带血,咳声不扬,口干咽燥,午后潮热,形体消瘦,舌红而干,脉虚数。其诊断为
   A. 肺痈初期
   B. 肺痨阴虚火旺证
   C. 虚热肺痿
   D. 肺痨气阴两虚证
   E. 肺痨肺阴亏虚证

6. 患者,女,16 岁。低热、咳嗽 1 个月。查体:消瘦,右颈部可触及数个绿豆大小淋巴结,稍硬,可活动,无压痛,右肺呼吸音稍减弱。胸片示右上钙化灶,右肺门淋巴结肿大。诊断首先考虑的是
   A. 原发型肺结核
   B. 浸润性肺结核
   C. 血行播散型肺结核
   D. 结核性渗出性胸膜炎
   E. 慢性纤维空洞性肺结核

7. 患者,女,58 岁。久患咳喘,现咳逆上气,痰多胸闷,喘息加剧,下肢浮肿。应诊断为
   A. 水肿
   B. 咳嗽
   C. 虚喘
   D. 肺胀
   E. 实喘

8. 患者,男,35 岁。咳嗽,咯吐大量脓血臭痰,

胸痛而满,身热烦渴,舌红苔黄腻,脉实。最可能的诊断是

A.咳嗽

B.胸痹

C.感冒

D.肺痈

E.肺痿

9.患者,男,29岁。近日心悸,头晕,面色不华,倦怠,舌质淡红,脉细弱。其治法是

A.滋阴清火,养心安神

B.补血养心,益气安神

C.活血化瘀,理气通络

D.温补心阳,安神定悸

E.镇惊定志,以安心神

10.患者,男,60岁。突发性心前区疼痛2小时,既往有高脂血症和吸烟史,无高血压和出血性疾病史。查体:BP 150/90mmHg,双肺呼吸音清,心率89次/分,律齐。心电图示Ⅱ、Ⅲ和aVF导致ST段下斜型压低0.2mV,V_1 ~ V_6导致ST段弓背向上抬高0.3 ~ 0.5mV。最关键的治疗是

A.吸氧

B.口服硝苯地平控释片

C.再灌注治疗

D.口服速效救心丸

E.口服血管紧张素转换酶抑制剂

11.患者,男,60岁。失眠,性情急躁易怒,不思饮食,口渴喜饮,目赤口苦,小便黄赤,大便秘结,舌质红,苔黄,脉弦数。其病机为

A.心肾阴虚,虚火扰神

B.肝郁化火,上扰心神

C.心脾两虚,心神失养

D.痰热内阻,上扰心神

E.心胆气虚,神不内守

12.患者,男,70岁。因过劳后诱发左侧胸部

剧烈疼痛3小时,疼痛向左肩放射,伴心悸、气短、头晕、乏力,大汗出,四肢厥冷,舌淡紫,苔白腻,脉沉细弦。其治法为

A.益气温阳,活血通络

B.宣通胸阳,散寒化浊

C.补益心气,活血化瘀

D.益气养阴,活血化瘀

E.通阳泄浊,豁痰开结

13.患者,男,30岁。反复发作胸痛2年。近日胸痛发作频繁,痛剧,心痛彻背,感寒尤甚,伴身寒肢冷,喘息不得卧,舌苔白,脉沉紧。治疗应首选

A.瓜蒌薤白白酒汤

B.瓜蒌薤白桂枝汤

C.参附龙牡汤

D.真武汤

E.乌头赤石脂丸合苏合香丸

14.患者,男,29岁。平素多湿多痰,因情志不遂,突然昏厥,喉有痰声,呼吸气粗,苔白腻,脉沉滑。其辨证是

A.气厥

B.暑厥

C.食厥

D.血厥

E.痰厥

15.患者,男,25岁。发作性意识丧失伴四肢抽搐8年。2天前自行调整治疗药物,次日出现频繁发作,意识不清。应立即采取的处理措施是

A.鼻饲苯妥英钠

B.口服丙戊酸钠

C.静脉注射地西泮

D.肌注苯巴比妥

E.气管切开

16.患者,男,60岁。表情迟钝,言语不利,易

惊恐,善忘,行为古怪,伴肌肤甲错,双目晦暗,口干不欲饮,舌有瘀点,脉细涩。治疗应首选

A. 血府逐瘀汤

B. 补阳还五汤

C. 通窍活血汤

D. 还少丹

E. 补中益气汤

17. 患者,男,30 岁。反复出现右上肢抽搐,发作时神志清醒,右上肢自觉阵阵发紧,见手指抽动,历时 30 ~ 60 秒钟不等,发作后无任何不适。其诊断是

A. 厥证

B. 痫病

C. 癫证

D. 痉证

E. 痹证

18. 患者,男,48 岁。1 周来上腹痛,反酸,今日中午疼痛加重,3 小时后呕血约 200mL,呕血后疼痛减轻。最可能的诊断是

A. 急性胃炎

B. 慢性胃炎

C. 消化性溃疡

D. 应激性溃疡

E. 肝硬化

19. 患者,女,48 岁。近日吞咽梗阻,胸膈痞闷,情志舒畅时可稍减轻,口干咽燥,舌质偏红,苔薄腻,脉弦。其诊断是

A. 郁证

B. 梅核气

C. 噎膈

D. 反胃

E. 痞满

20. 患者 2 天前晨起突然出现呕吐清水痰涎,脘闷不食,头眩心悸,舌苔白滑,脉滑。应

诊断为

A. 外邪犯胃型呕吐

B. 饮食停滞型呕吐

C. 胃阴不足型呕吐

D. 痰饮内停型呕吐

E. 肝气犯胃型呕吐

21. 患者,男,40 岁。患痢疾 10 年余。痢下赤白脓血,腹痛隐隐,心中烦热,咽干口燥,午后潮热,体虚乏力,舌红苔少,脉细数。其辨证为

A. 阴虚痢

B. 湿热痢

C. 虚寒痢

D. 寒湿痢

E. 休息痢

22. 患者,女,36 岁。腹部胀满疼痛,攻窜不定,痛引少腹,每于情绪不良时加重,得矢气后疼痛可减,舌苔薄白,脉弦。其辨证为

A. 食阻气滞

B. 气滞血瘀

C. 气滞化热

D. 气机郁滞

E. 寒阻气滞

23. 患者,男,35 岁。间断腹痛,腹泻 2 年,受凉后加重,大便 2 ~ 4 次/日,多为不成形,便时带黏液,排便后腹痛可缓解,体重无明显变化。平素少量饮酒。结肠镜检查无异常。最可能的诊断是

A. 慢性胰腺炎

B. 功能性消化不良

C. 酒精性肝硬化

D. 肠易激综合征

E. 肠道病毒感染

24. 患者,男,72 岁。经常呃逆,常因天寒食冷而发。呃声低长无力,伴泛吐清水,脘腹不

适,喜温喜按,手足不温,舌淡苔白,脉细弱。治疗应首选

A. 香砂六君子汤

B. 金匮肾气丸

C. 黄芪建中汤

D. 小建中汤

E. 理中丸

25. 患者,女,38 岁。泄泻腹痛,泻下不爽,粪色黄褐,气味臭秽,肛门灼热,腹痛阵作,烦热口渴,尿黄,苔黄腻,脉滑数。治疗应首选

A. 大承气汤

B. 藿香正气散加减

C. 清中汤加减

D. 保和丸加减

E. 葛根芩连汤加减

26. 患者,男,38 岁。体检发现肝大。有糖尿病病史 5 年,近 1 年来体重明显增加,否认其他病史。查体:肝肋下 2cm,质地中等,表面光滑,边缘整齐无触痛,无其他阳性体征,肝功能检查正常。最可能的诊断是

A. 肝癌

B. 肝硬化

C. 肝淤血

D. 慢性肝炎

E. 脂肪肝

27. 患者眩晕耳鸣,头痛且胀,面时潮红,急躁易怒,少寐多梦,目赤口苦,便干溲赤,舌苔黄燥,脉象弦数。治疗应首选

A. 天麻钩藤饮

B. 镇肝息风汤

C. 龙胆泻肝汤

D. 丹栀逍遥散

E. 当归龙荟丸

28. 患者,女,50 岁。高血压病 5 年,空腹血糖

7. 0mmol/L,尿蛋白(+++)。该患者首选的降压药物应为

A. 利尿剂

B. α 受体阻滞剂

C. 钙通道阻滞剂

D. β 受体阻滞剂

E. 血管紧张素转换酶抑制剂

29. 患者头痛连及项背,常有拘急收紧感,遇风尤剧,口不渴,苔薄白,脉浮紧。治疗应首选

A. 天麻钩藤饮

B. 芎芷石膏汤

C. 半夏白术天麻汤

D. 羌活胜湿汤

E. 川芎茶调散

30. 患者颈前喉结两旁轻度肿大,质软光滑,烦热,容易出汗,急躁易怒,眼球突出,手指颤抖,面部烘热,口苦,舌质红,苔薄黄,脉弦数。治宜选用

A. 龙胆泻肝汤

B. 栀子清肝汤合消瘰丸

C. 丹栀逍遥散

D. 普济消毒饮

E. 甘露消毒丹

31. 患者水肿日久不退,肿势轻重不一,四肢浮肿,以下肢为主,皮肤瘀斑,腰部刺痛,舌紫暗,苔白,脉沉细涩。治疗应首选

A. 桃红四物汤合五苓散

B. 真武汤

C. 身痛逐瘀汤

D. 血府逐瘀汤

E. 济生肾气丸

32. 患者,女,30 岁。间断腰痛、尿频、尿急 1 年。查体:血压 160/100mmHg,尿蛋白(+),沉渣红细胞 8～10/HP,白细胞 15～

20/HP。肾盂造影示右肾缩小,肾盏扩张。最可能的诊断是

A.慢性肾炎

B.慢性肾盂肾炎

C.多囊肾

D.肾结核

E.肾盂积液

33. 患者,女,31岁。午后至夜间发热,少腹按痛,月经不调,经血有块,面部有瘀斑,舌有紫斑,脉象弦细。治疗应首选

A.桃红四物汤

B.少腹逐瘀汤

C.血府逐瘀汤

D.膈下逐瘀汤

E.桃核承气汤

34. 患者,女,32岁。1个月前感冒后发热咳嗽,服药无明显好转,现干咳,咽燥,咳血,潮热,盗汗,面色潮红,舌红少津,脉细数。其辨证为

A.心阴虚

B.肾阴虚

C.肺阴虚

D.肺气虚

E.气阴两虚

35. 患者,男,50岁。胸胁疼痛,咳唾引痛,呼吸困难,咳喘不能平卧,病侧肋间胀满,舌苔白,脉弦滑。其辨证是

A.饮停胸胁

B.阴虚内热

C.脾阳虚弱

D.邪犯胸肺

E.络气不和

36. 患者,男,61岁。夜寐盗汗,五心烦热,兼见午后潮热,两颧色红,口渴,舌红少苔,脉细数。其辨证为

A.阴虚火旺

B.心血不足

C.邪热郁蒸

D.肺卫不固

E.脾胃虚弱

37. 患者,女,55岁。体重76kg,身高160cm。因多饮、多尿确诊为2型糖尿病。经饮食治疗和运动锻炼,2个月后空腹血糖为8.8mmol/L,餐后2小时血糖13mmol/L。进一步治疗应

A.加磺脲类降血糖药物

B.加双胍类降血糖药物

C.加胰岛素治疗

D.加口服降血糖药和胰岛素

E.维持原饮食治疗和运动

38. 患者,男,36岁。平素性情急躁,有胃溃疡病史。昨日因大怒,诱发呕血,吐血色红,伴有口苦咽干,胸胁疼痛,舌质红绛,脉象弦数。治疗应首选

A.泻心汤合十灰散

B.龙胆泻肝汤合十灰散

C.化肝煎合十灰散

D.犀角地黄汤

E.玉女煎

39. 患者,男,46岁。患慢性十二指肠球部溃疡4年。3天来无明显诱因出现黑便,腹部隐痛,伴面色无华,神倦乏力,舌质淡,苔薄白,脉细。治疗应首选

A.归脾汤

B.黄土汤

C.理中丸

D.柏叶汤

E.槐角丸

40. 患者精神抑郁,胸部闷塞,胁肋胀满,咽中如有物梗塞,吞之不下,咯之不出。属痰气

郁结证,治疗应首选

A.丹栀逍遥散

B.平胃散

C.导痰汤

D.二陈汤

E.半夏厚朴汤

41.患者,男,48岁。下肢痿软无力半年,逐渐加重,腰膝酸楚,肢体困倦,咽干耳鸣,小便热赤涩滞,苔黄腻,脉濡数。治宜选用

A.虎潜丸合加味二妙散

B.三妙丸

C.宣痹汤

D.参苓白术散

E.疏凿饮子

42.患者久病体虚,四肢痿弱,肌肉消瘦,手足麻木不仁,四肢青筋暴露,舌痿不能伸缩,舌质暗淡,有瘀点,脉细涩。其辨证为

A.肺热津伤

B.脉络瘀阻

C.肝肾亏损

D.脾胃虚弱

E.湿热浸淫

43.患者,女,46岁。腰痛乏力,喜按喜温,劳则益甚,卧则痛减,反复发作,面色㿠白,畏寒肢冷,舌质淡,脉沉细。其辨证为

A.瘀血

B.湿热

C.寒湿

D.肾阴虚

E.肾阳虚

44.患者,男,43岁。腰部困重疼痛1个月,逢阴雨天加重,头痛如裹,脘腹不舒,口中黏腻,小便黄赤,大便不爽,舌质红,苔腻略黄,脉濡数。治疗应首选

A.肾著汤

B.宣痹汤

C.四妙丸

D.八正散

E.三仁汤

45.患者发热、胸闷,口噤齘齿,项背强直,手足挛急,腹胀便秘,舌红,苔黄厚腻,脉弦数。其诊断为

A.痹证

B.痿证

C.痉证

D.中风

E.厥证

46.患者项背强直,口噤不语,时作抽搐,伴恶寒发热、头痛、无汗,舌苔薄白,脉浮紧,病前无创伤史。治疗应首选

A.葛根汤

B.玉真散

C.五虎追风散

D.瓜蒌桂枝汤

E.防风汤

47.患者,女,60岁。头摇肢颤,面色㿠白,表情淡漠,神疲乏力,动则气短,心悸健忘,眩晕纳呆,舌淡红,苔薄白滑,脉沉濡无力。治疗应首选

A.天麻钩藤饮合镇肝息风汤

B.人参养荣汤

C.龟鹿二仙膏合大定风珠

D.地黄饮子

E.导痰汤合羚角钩藤汤

48.患者,女,40岁。突然昏迷,抽搐,呼气有大蒜味,瞳孔明显缩小,皮肤冷汗,两肺湿啰音。最可能的诊断是

A.脑出血

B.一氧化碳中毒

C.蛛网膜下腔出血

D. 有机磷农药中毒

E. 安定中毒

D. 利尿

E. 静脉滴注纳洛酮

49. 患者,女,22岁。家人发现昏迷在床上而急送医院。家属诉患者近来工作很不顺利,既往体健。查体:BP 90/60mmHg,双瞳孔等大,直径3mm。呼吸时有酒味,心肺正常。应立即采取的抢救措施是

A. 吸氧

B. 大量输液

C. 洗胃

50. 患者大汗不止,汗出如油,神情恍惚,心慌气促,声短息微,四肢逆冷,二便失禁,舌卷而颤,脉微欲绝。治疗应首选

A. 独参汤

B. 生脉散

C. 牡蛎散

D. 参附汤

E. 右归丸

二、A3/A4 型题

答题说明

以下提供若干个案例,每个案例下设若干考题。请根据各考题题干所提供的信息,在每题下面的 A、B、C、D、E 五个备选答案中选择一个最佳答案。

(51~53 题共用题干)

患者,男,20岁。干咳,连声作呛,喉痒,咽喉干痛,唇鼻干燥,痰少而黏,不易咯出,口干,舌质红干而少津,苔薄黄,脉浮数。

51. 其证候是

A. 风寒袭肺

B. 风热犯肺

C. 风燥伤肺

D. 肺阴亏耗

E. 肝火犯肺

52. 其治法是

A. 疏风清肺,润燥止咳

B. 滋阴解表

C. 益气解表

D. 清暑解表

E. 辛凉解表

53. 治疗应首选

A. 荆防败毒散

B. 参苏饮

C. 加减葳蕤汤

D. 桑杏汤

E. 银翘散

(54~56 题共用题干)

患者,男,18岁。1天前运动后吹空调,出现恶寒,发热,无汗,流大量清涕,咳嗽,头痛,四肢酸痛,周身不适,咳吐白稀痰,舌苔薄白润,脉浮紧。

54. 其辨证为

A. 寒湿痹证

B. 风寒感冒

C. 风寒咳嗽

D. 风寒头痛

E. 寒湿感冒

55. 其治法是

A. 辛温解表

B. 辛凉解表

C. 清暑解表

D. 益气解表

E. 滋阴解表

56. 如患者兼见身楚倦怠,咳痰无力、舌淡苔白,脉浮无力,则应选用

A. 桂枝汤加减

B. 芎芷石膏汤加减

C. 银翘散加减

D. 再造散加减

E. 参苏饮加减

（57～59题共用题干）

患者，女，22岁。1个月来因学习紧张，压力较大，夜间经常难以入睡，多梦，心慌健忘，肢倦乏力，纳少，面色少华，舌质淡，苔薄白，脉细弱。

57. 辨证为

A. 心肾不交

B. 血虚肝热

C. 心脾两虚

D. 心胆气虚

E. 阴虚火旺

58. 治宜

A. 养血清肝，镇惊安神

B. 益气镇惊，安神定志

C. 交通心肾，引火归原

D. 补养心脾，以生气血

E. 滋阴降火，养心安神

59. 治疗应首选

A. 黄连阿胶汤

B. 朱砂安神丸

C. 酸枣仁汤

D. 归脾汤

E. 安神定志丸

（60～62题共用题干）

患者，男，55岁。头痛、眩晕5年余，曾服中、西药治疗但无显效，近月来症状加重。症见眩晕耳鸣，头目胀痛，面红目赤，急躁易怒，腰膝酸软，头重脚轻，步履不稳，失眠多梦，舌质红，脉弦细数。

60. 其辨证是

A. 风热头痛

B. 风湿头痛

C. 肝阳头痛

D. 痰浊头痛

E. 肾虚头痛

61. 其治法是

A. 疏散风热

B. 平肝潜阳

C. 养阴补肾

D. 化痰降逆

E. 清热化痰

62. 治疗应首选

A. 芎芷石膏汤

B. 天麻钩藤饮

C. 大补元煎

D. 半夏白术天麻汤

E. 清气化痰汤

（63～66题共用题干）

患者，男，52岁。气粗息涌，喉间痰鸣如吼，痰黄质黏，难以咯出，烦闷不安，口苦，口渴喜饮，舌红苔黄，脉滑数。

63. 根据上述临床表现，治疗应首选

A. 射干麻黄汤

B. 定喘汤

C. 小青龙汤

D. 苏子降气汤

E. 大青龙汤

64. 若肺热内盛，口渴较甚，喜饮，口苦，烦躁不安，汗出，面赤，舌红，可加

A. 葶苈子

B. 大黄

C. 陈皮

D. 生石膏

E. 知母

65. 若兼见痰鸣息涌不能平卧，肺气壅实，可加

A. 麻黄、桂枝

B. 荆芥、射干

C. 葶苈子、地龙

D. 干姜、细辛

E. 射干、前胡

66. 若发作时以痰气壅实为主，寒热俱不显著，必要时可应用

A. 控涎丹

B. 黑锡丹

C. 参蛤散

D. 紫金丹

E. 紫雪丹

(67~69 题共用题干)

患者,女,36 岁。腹中积块,按之觉硬,痛处不移,刺痛,形体消瘦,纳谷减少,面色晦暗黧黑,月事不下,舌质紫,脉细涩。

67. 其诊断是

A. 肝气郁结型聚证

B. 食滞痰阻型聚证

C. 气滞血阻型积证

D. 瘀血内结型积证

E. 正虚瘀结型积证

68. 其治法是

A. 理气消积,活血散瘀

B. 祛瘀软坚,扶正健脾

C. 理气化痰,导滞散结

D. 补益气血,活血化瘀

E. 疏肝解郁,行气散结

69. 治疗应首选

A. 六磨汤

B. 逍遥散合木香顺气散

C. 柴胡疏肝散合失笑散

D. 八珍汤合化积丸

E. 膈下逐瘀汤合六君子汤

(70~72 题共用题干)

患者,男,50 岁。1 个月前因劳累过度出现形体倦怠,头晕泛恶,纳食不佳,厌食油腻,过 1 周后两目黄染,随后皮肤亦黄,黄色尚鲜明,伴胁痛,脘胀,头重如裹,小便短黄,大便稀溏,舌苔黄腻,脉濡数。

70. 其辨证是

A. 热重于湿证

B. 湿重于热证

C. 寒湿阻遏证

D. 疫毒炽盛证

E. 脾虚湿滞证

71. 其治法是

A. 清热通腑,利湿退黄

B. 清热解毒,凉血开窍

C. 温中化湿,健脾和胃

D. 利湿化浊运脾,佐以清热

E. 健脾养血,利湿退黄

72. 治疗应首选的方剂是

A. 茵陈五苓散合甘露消毒丹

B. 千金犀角散

C. 茵陈术附汤

D. 茵陈蒿汤

E. 黄芪建中汤

(73~75 题共用题干)

患者,男,70 岁。吞咽困难 2 年,加重 3 个月。食入格拒不下,入而复出,水饮难进,心烦口干,胃脘灼热,大便干结如羊屎,形体消瘦,皮肤干枯,小便短赤,舌质光红,干裂少津,脉细数。

73. 其辨证是

A. 痰气交阻证

B. 瘀血内结证

C. 胃火炽盛证

D. 津亏热结证

E. 气虚阳微证

74. 其治法是

A. 开郁化痰,润燥降气

B. 滋阴养血,破血行瘀

C. 滋阴养血,润燥生津

D. 清胃泻火

E. 温补脾肾

75. 治疗应首选的方剂是

A. 沙参麦冬汤

B. 启膈散

C. 补气运脾汤

D. 通幽汤

E. 凉膈散

(76~79题共用题干)

患者,女,42岁。近2个月常感觉胃脘胀满,有时攻撑作痛,痛连胸胁,喜叹息,嗳气后自感舒畅,遇到喜事症状减轻,情志不畅时诸症加重,舌苔薄白,脉弦。

76. 应诊断为
   A. 胃痞
   B. 胃痛
   C. 真心痛
   D. 胁痛
   E. 腹痛

77. 辨证为
   A. 寒邪客胃
   B. 饮食停滞
   C. 肝气犯胃
   D. 脾胃虚寒
   E. 湿热中阻

78. 治法为
   A. 温胃散寒,理气止痛
   B. 消食导滞,和胃止痛
   C. 温中健脾,和胃止痛
   D. 清热化湿,理气和胃
   E. 疏肝理气,和胃止痛

79. 治疗应首选
   A. 柴胡疏肝散
   B. 丹栀逍遥散
   C. 黄芪建中汤
   D. 保和丸
   E. 良附丸

(80~82题共用题干)

患者,女,40岁。自诉排便困难3年,近1个月加重。大便干如羊屎状,形体消瘦,常感觉咽干口燥,腰膝无力,舌红苔少,脉细。

80. 应诊断为
   A. 积聚
   B. 便秘
   C. 鼓胀
   D. 消渴

E. 虚劳

81. 辨证为
   A. 气虚
   B. 血虚
   C. 阴虚
   D. 阳虚
   E. 气滞

82. 治法为
   A. 养血润燥
   B. 滋阴通便
   C. 温阳通便
   D. 补气润肠
   E. 顺气导滞

(83~84题共用题干)

患者,男,75岁。排尿困难。小便量少而不爽利,气短乏力,小腹坠胀,脱肛,舌质淡,脉弱。

83. 其辨证是
   A. 脾气不升
   B. 肺热壅盛
   C. 肝郁气滞
   D. 尿道阻塞
   E. 肾阳衰惫

84. 治疗应首选
   A. 清肺饮
   B. 补中益气汤
   C. 沉香散
   D. 代抵当丸
   E. 济生肾气丸

(85~87题共用题干)

患者,男,46岁。突发左侧腰痛,绞痛难忍,小便涩滞不畅,疼痛向左下部放射。B超示右输尿管结石,尿中红、白细胞增多,舌红,苔薄黄,脉略数。

85. 其诊断为
   A. 劳淋
   B. 气淋

C. 石淋

D. 热淋

E. 血淋

86. 其治法是

A. 益气利尿

B. 行气疏导,利尿通淋

C. 清热利湿,排石通淋

D. 清热利湿通淋

E. 清热凉血通淋

87. 治疗应首选

A. 无比山药丸

B. 沉香散

C. 石韦散

D. 八正散

E. 小蓟饮子

(88~89题共用题干)

患者,女,21岁。平素胆怯,夜间突闻雷声后,经常有心悸不安,易恐善惊,难寐多梦,舌苔薄白,脉弦。

88. 应辨证为

A. 心虚胆怯

B. 心阳不足

C. 阴虚火旺

D. 肝火上炎

E. 水饮凌心

89. 如失治日久,出现心悸,面色无华,体倦乏力,舌淡红苔薄白,脉细无力。治疗宜选

A. 桂枝甘草龙骨牡蛎汤

B. 归脾汤

C. 炙甘草汤

D. 真武汤

E. 安神定志丸

(90~94题共用题干)

患者,女,36岁。遍体水肿,皮肤绷急光亮,胸脘痞闷,烦热口渴,口苦口黏,小便短赤,大便干结,舌红,苔黄腻,脉滑数。

90. 其诊断为

A. 湿毒浸淫证

B. 风水相搏证

C. 水湿浸渍证

D. 湿热壅盛证

E. 脾阳衰微证

91. 其治法是

A. 宣肺解毒,利湿消肿

B. 疏风清热,宣肺行水

C. 运脾化湿,通阳利水

D. 分利湿热

E. 温阳利水

92. 其选方是

A. 越婢加术汤

B. 麻黄连翘赤小豆汤

C. 五皮饮

D. 疏凿饮子

E. 实脾饮

93. 若腹胀不减,大便不通者,可合用

A. 小承气汤

B. 调味承气汤

C. 己椒苈黄丸

D. 大承气汤

E. 桃仁承气汤

94. 若兼见喘粗不能平卧,可加

A. 沉香、干姜

B. 葶苈子、桑白皮

C. 苏子、槟榔

D. 肉桂、木香

E. 莱菔子、附子

(95~100题共用题干)

患者,男,40岁。3月前受凉后出现四肢关节疼痛,游走不定,关节屈伸不利,起病之初曾有恶风、发热,纳可,二便调。舌淡红,苔薄白,脉浮紧。

95. 根据患者上述临床表现,应辨证为

A. 痛痹

B. 行痹

C. 风湿热痹

D. 着痹

E. 中风

96. 治疗应首选

A. 乌附麻辛桂姜汤

B. 薏苡仁汤加减

C. 地黄饮子

D. 防风汤加减

E. 白虎桂枝汤加减

97. 如兼见腰背酸痛,下肢无力,夜尿频多,精神倦怠,应辨证为

A. 寒湿阻络

B. 气血亏虚

C. 痰瘀痹阻

D. 阴津亏乏

E. 肾气不足

98. 如关节逐渐肿大,身体羸瘦,舌苔薄黄,应投以

A. 独活寄生汤

B. 白虎桂枝汤

C. 犀角散

D. 桂枝芍药知母汤

E. 宣痹汤

99. 如日久不愈,见腰酸,下肢软弱无力等症,应投以

A. 独活寄生汤

B. 桃红饮

C. 蠲痹汤

D. 薏苡仁汤

E. 补阳还五汤

100. 如痹久内舍于心,见心悸气短、脉虚数,应投以

A. 归脾汤

B. 柏子养心丸

C. 天王补心丹

D. 炙甘草汤

E. 安神定志丸

一、A2 型题

答题说明

以下每一道考题下面有 A、B、C、D、E 五个备选答案。请从中选择一个最佳答案。

1. 患者,男,23 岁。身热较著,微恶风,汗出不畅,头胀痛,咳嗽,咳黄黏痰,咽喉肿痛,鼻流浊涕,口渴,舌边尖红,苔微黄,脉浮数。治疗应首选
   A. 桑菊饮
   B. 香薷饮
   C. 葳蕤汤
   D. 银翘散
   E. 止嗽散

2. 患者咳嗽 3 天,痰少黏连成丝,咽喉干痛,唇鼻干燥,口干,鼻塞头痛,微寒身热,舌质红干而少津,苔薄白,脉浮。治疗应首选
   A. 桑菊饮
   B. 桑杏汤
   C. 百合固金汤
   D. 清金化痰汤
   E. 加减泻白散

3. 患者,男,66 岁。平素嗜食甘甜油腻,咳嗽反复发作,咳声重浊,痰多黏厚成块,晨起为多,胸闷食少体倦,苔白腻。其辨证为
   A. 风寒咳嗽
   B. 风热咳嗽
   C. 痰湿咳嗽
   D. 痰热咳嗽
   E. 内伤咳嗽

4. 患者,男,42 岁。喘逆上气,咳痰不爽,痰质稠、色黄,恶寒身热,无汗,舌红苔黄,脉浮滑而数。治疗应首选
   A. 麻杏石甘汤
   B. 黄连解毒汤
   C. 清金化痰汤
   D. 银翘散

E. 桑白皮汤

5. 患者,男,68 岁。咳喘病史多年,呼吸浅促难续,声低气怯,咳嗽,痰白如沫,胸闷,心慌,舌淡暗,脉沉细。治疗应首选
   A. 真武汤
   B. 五苓散
   C. 平喘固本汤
   D. 苏子降气汤
   E. 三子养亲汤

6. 李某,男性,80 岁。患者喘咳 30 余年,逐年加重,2 天前出现神志恍惚,表情淡漠,谵妄,烦躁不安,撮空理线,嗜睡,甚则昏迷,咳逆喘促,咳痰不爽,舌暗红苔白腻,脉细滑数。其治疗应首选的方剂是
   A. 苏子降气汤
   B. 平喘固本汤
   C. 涤痰汤
   D. 真武汤
   E. 越婢加半夏汤

7. 张某,男性,46 岁。2 天前,患者突然出现喘急胸闷,咳嗽,咳痰稀薄而白,恶寒,头痛,无汗,舌苔薄白,脉象浮紧。其诊断是
   A. 风寒袭肺咳嗽
   B. 风寒壅肺喘证
   C. 饮犯胸肺饮证
   D. 虚寒型肺痿
   E. 冷哮哮病

8. 患者王某,男性,55 岁。其于着凉后出现恶寒发热,无汗肢冷,倦怠嗜卧,舌淡苔白,脉沉无力,用辛温发表药后汗不出。应首选方剂是

A. 败毒散

B. 再造散

C. 参苏饮

D. 四逆汤

E. 桂枝汤

9. 张某，心悸，善惊易恐，坐卧不安，舌苔薄白，脉细弦。此属下列何证

A. 心血不足证

B. 心虚胆怯证

C. 饮邪上犯证

D. 心阴不足证

E. 心阳衰弱证

10. 患者，女，56 岁。反复发作胸痛 2 年，近日胸痛发作频繁，心痛彻背，感寒尤甚，伴心悸、气短，重则喘息不能平卧，四肢厥冷，舌苔白，脉沉细。其治疗方剂首选

A. 真武汤

B. 参附龙牡汤

C. 乌头赤石脂丸合苏合香丸

D. 瓜蒌薤白桂枝汤

E. 瓜蒌薤白白酒汤

11. 患者，女，48 岁。胸闷痛反复发作 2 年，近 1 周来加重。现症见胸闷如窒，气短喘促，肢体沉重，痰多，形体肥胖，苔浊腻，脉滑。其治法为

A. 辛温通阳，开痹散寒

B. 理气活血，通络止痛

C. 通阳泄浊，豁痰开结

D. 清热化痰，理气止痛

E. 补益心脾，通阳止痛

12. 某女，25 岁。2 年前，患者因暴受惊恐出现心悸失眠，多方治疗不能根治。现病人心烦失眠，常被噩梦惊醒，醒后难于入睡，伴心悸气短，自汗，舌淡，脉细。首选方剂为

A. 安神定志丸加减

B. 安神定志丸合酸枣仁汤加减

C. 归脾汤加减

D. 天王补心丹合朱砂安神丸加减

E. 六味地黄丸合交泰丸

13. 患者，女，26 岁。既往有精神分裂症史。刻下见性情急躁易怒，胸闷胁胀，嘈杂吞酸，口干而苦，大便秘结，头痛，目赤，耳鸣，舌红苔黄，脉弦数。治疗方剂宜选

A. 柴胡疏肝散合左金丸

B. 丹栀逍遥散合左金丸

C. 滋水清肝饮合左金丸

D. 知柏地黄丸合左金丸

E. 龙胆泻肝汤合左金丸

14. 患者，女，41 岁。颈前喉结两旁结块较大，质软，病起较缓，心悸不宁，心烦少寐，易出汗，手指颤动，眼干，目眩，倦怠乏力。舌质红，苔少，舌体颤动，脉弦细数。治疗应首选

A. 栀子清肝汤

B. 一贯煎

C. 海藻玉壶汤

D. 四海舒郁丸

E. 消瘰丸

15. 关某，女性，56 岁。近 2 周来，患者常感心胸隐痛，时作时止，心悸气短，乏力，面色少华，头晕目眩，遇劳尤甚，舌偏红边有齿痕，脉结代。其首选方剂是生脉散合用

A. 左归饮

B. 参附汤

C. 右归饮

D. 人参养荣汤

E. 瓜蒌薤白半夏汤

16. 患者杨某，女性，51 岁。既往有冠心病病史。症见心痛如绞，手足厥冷，冷汗频出，心悸气短，苔薄白，脉微欲绝。其治疗应首

选的方剂是

A. 柴胡疏肝散

B. 右归饮

C. 当归四逆汤

D. 瓜蒌薤白半夏汤

E. 四逆加人参汤

17. 患者,男,50 岁。胃脘疼痛反复发作 10 年,近 2 天因饮食生冷,胃脘疼痛加剧,疼痛隐隐,进食后缓解,喜抚按和温熨。治疗最佳方剂为

A. 大建中汤

B. 养胃汤

C. 化肝煎

D. 黄芪建中汤

E. 香砂六君子汤

18. 患者王某,男性,69 岁。大便艰涩,排出困难,小便清长,面色白,四肢不温,喜热怕冷,腹中冷痛,舌淡苔白,脉沉迟。此属

A. 气秘

B. 冷秘

C. 热秘

D. 虚秘

E. 实秘

19. 患者,女,53 岁。呕吐吞酸,嗳气频频,胸胁胀满,舌边红苔薄腻,脉弦。宜选何方治疗

A. 藿香正气散

B. 保和丸

C. 小半夏汤合苓桂术甘汤

D. 半夏厚朴汤合左金丸

E. 理中丸

20. 患者,男,34 岁。腹痛拒按,脘腹胀满,痛则欲泻,泻则痛减,嗳腐吞酸,厌食,苔厚腻,脉滑。最适宜方剂为

A. 枳实导滞丸加减

B. 柴胡疏肝散加减

C. 越鞠丸加减

D. 保和丸加减

E. 良附丸合正气天香散

21. 患者,男,33 岁。腹痛腹泻 2 天,日泻 10 余次水样便,经治疗已缓解,目前口渴心烦,皮肤干瘪,眼窝凹陷,舌淡白,苔薄黄,脉细无力。其辨证是

A. 津亏

B. 阴虚

C. 亡阴

D. 外燥

E. 实热

22. 患者,男,36 岁。夜间受凉,当晚腹痛,里急后重,下痢赤白,白多赤少,伴恶寒发热,脘腹胀满,头身困重,舌苔薄腻,脉濡缓。最佳治疗方剂是

A. 不换金正气散

B. 新加香薷饮

C. 芍药汤

D. 藿香正气散

E. 荆防败毒散合香连丸

23. 患者,女,29 岁。产后大便秘结难下,诊见心悸气短,头晕目眩,唇舌色淡,苔白,脉细。首选方剂为

A. 黄芪汤

B. 润肠丸

C. 济川煎

D. 当归补血汤

E. 枳实导滞丸

24. 高某,男,52 岁。患肝病多年而不愈,近来腹大坚满,脘腹撑急难忍,烦热口苦,渴而不欲饮,小便短赤,大便溏垢,舌边尖红苔黄腻,脉弦数。此属何病证

A. 气滞湿阻型鼓胀

B. 寒湿困脾型鼓胀

C. 水湿浸渍型水肿

D. 湿热蕴结型鼓胀

E. 肝脾血瘀型鼓胀

C. 济生肾气丸合真武汤

D. 血府逐瘀汤

E. 真武汤

25. 患者,男,30岁。外感风寒后出现颠顶部胀痛或刺痛,伴四肢厥冷,干呕,吐涎沫,呕吐后头痛减轻,苔白,脉弦。宜选用

A. 川芎茶调散

B. 葛根汤

C. 荆防败毒散

D. 半夏白术天麻汤

E. 吴茱萸汤

29. 患者水肿8年,未系统治疗,近日出现心悸,咳喘,不能平卧,小便不利,下肢水肿,畏寒肢冷,舌淡苔水滑,脉弦滑。其病机是

A. 心脾两虚,血不养心

B. 肺气不足,通调失司

C. 脾气虚弱,健运失司

D. 阳虚水泛,水气凌心

E. 心阳不足,心失温养

26. 患者,男性,既往有高血压病史。某日,该患者突然出现口角㖞斜,语言不利,口角流涎,手足麻木,头晕目眩,肌肤不仁,苔薄白,脉沉数。治宜选用

A. 真方白丸子加减

B. 镇肝息风汤

C. 补阳还五汤

D. 羚羊角汤

E. 安宫牛黄丸

30. 患者初起恶寒发热,咽痛,眼睑水肿,小便不利,经治后,表虽解,但肿势未退,身重困倦,胸闷,纳呆,泛恶,苔白腻,脉沉缓。最佳选方是

A. 越婢加术汤

B. 猪苓汤

C. 五皮饮合胃苓汤

D. 苓桂术甘汤

E. 防己黄芪汤

27. 患者,女性,1年前发现颈部肿大,质软不痛,但觉胀感,胸闷,喜叹息,情绪激动则颈部胀满加重,苔薄白,脉弦。治疗方法为

A. 清肝泻火,化痰消瘿

B. 理气舒郁,化痰消瘿

C. 理气活血,消瘿散结

D. 补益心肝,理气化痰

E. 滋阴降火,宁心柔肝

31. 小便不甚赤涩,但淋沥不已,时作时止,遇劳即发,腰膝酸软,神疲乏力,病程缠绵,舌质淡,脉细弱。宜选方

A. 参苓白术散

B. 无比山药丸

C. 补中益气丸

D. 归脾汤

E. 七味都气丸

28. 患者面浮身肿,腰以下为甚,按之凹陷不起,心悸,气促,腰部冷痛酸重,尿量减少,四肢厥冷,怯寒神疲,面色白,舌质淡胖,苔白,脉沉细。此宜选方

A. 身痛逐瘀汤

B. 桃红四物合五苓散

32. 湿热蕴结三焦,气化不利,小便量极少,或无尿,面色晦滞,胸闷烦躁,恶心呕吐,口中有尿臭味,甚则神昏、谵语。宜选方

A. 橘皮竹茹汤

B. 黄连温胆汤

C. 二陈汤

D. 平胃散

E. 藿香正气散

33. 患者,女,21 岁。鼻衄,牙龈出血,皮下瘀斑,气短乏力,神疲倦怠,食少便溏,心悸,夜寐不安,舌淡红,脉细无力。其治法是
A. 补益肾气,固摄止血
B. 补中健脾,益气摄血
C. 滋阴降火,宁络止血
D. 补脾益肾,益气摄血
E. 益气养阴,养血止血

34. 便血紫暗,腹部隐痛,喜热饮,面色不华,神疲懒言,便溏,舌质淡,脉细。其选方是
A. 槐角丸
B. 黄土汤
C. 归脾汤
D. 六君子汤
E. 补中益气汤

35. 吴某,男,39 岁。患者因便血在某中医院诊治,诊断为便血肠道湿热证,近日出现口燥咽干、舌红少津、脉细数等症。应选用方剂是
A. 槐角丸
B. 清脏汤或脏连丸
C. 地榆散
D. 黄土汤
E. 导赤散

36. 马某,男,52 岁。症见寒热往来,咳嗽,痰少,气急,胸胁刺痛,呼吸转侧疼痛加重,心下痞硬,舌苔薄白,脉弦紧。其首选方剂是
A. 甘遂半夏汤
B. 柴枳半夏汤
C. 小柴胡汤
D. 十枣汤
E. 香附旋覆花汤

37. 王某,男,56 岁。症见身体沉重而疼痛,肢

体微肿,无汗,恶寒,口不渴,咳喘,痰多白沫,苔白,脉弦紧。其首选方剂是
A. 大青龙汤
B. 小青龙汤
C. 苓桂术甘汤
D. 甘遂半夏汤
E. 苓甘五味姜辛汤

38. 许某,男,50 岁。症见多食易饥,口渴,尿多,形体消瘦,苔黄,脉滑实有力。其证型是
A. 下消阴阳两虚
B. 中消气阴亏虚
C. 下消肾阴亏虚
D. 中消胃热炽盛
E. 上消肺热津伤

39. 孙某,女,38 岁。低热 1 月余,时觉低热心烦,热势随情绪而起伏,精神抑郁,胁肋胀满,烦躁易怒,乳房胀痛,月经不调,口干而苦,舌红苔黄,脉弦数。其证型是
A. 气郁发热
B. 阴虚发热
C. 血虚发热
D. 气虚发热
E. 血瘀发热

40. 闫某,男,57 岁。病久体虚,近 2 日来心悸,自汗,神倦嗜卧,心胸憋闷疼痛,形寒肢冷,面色苍白,舌淡,脉沉迟。其治法是
A. 养血安神
B. 养心安神
C. 交通心肾
D. 益气温阳
E. 益气养心

41. 患者烦渴多饮较甚,口干舌燥,小便频数,尿量较多,舌苔薄黄,脉洪数无力。治疗宜选

A. 消渴方

B. 二阴煎

C. 清肺饮

D. 二冬汤

E. 白虎汤

42. 患者心悸,胸闷气短,面色苍白,形寒肢冷,舌淡苔白,脉沉细无力。最佳选方为

A. 保元汤

B. 附子理中汤

C. 苓桂术甘汤

D. 右归丸

E. 左归丸

43. 田某,女,39 岁。恶风,发热,咽痛 3 日。现多处关节、肌肉酸楚疼痛,游走不定,屈伸不利,舌苔薄白,脉浮缓。其首选方剂是

A. 防风汤

B. 乌头汤

C. 薏苡仁汤

D. 白虎加桂枝汤

E. 独活寄生汤

44. 董某,男,47 岁,渔民。自诉肢体关节疼痛,反复发作 10 余年,加重 1 个月。症见多关节疼痛,屈伸不利,关节肿大,梭状变形,晨起僵硬,四肢肌肉萎缩,肘膝屈伸不利,局部灼热红肿,得冷则舒,舌红苔黄,脉数。其证型是

A. 痛痹

B. 行痹

C. 着痹

D. 热痹

E. 尪痹

45. 患者肢体关节疼痛较剧,痛有定处,得热痛减,遇寒痛增,疼痛局部皮色不红,触之不热,舌苔薄白,脉弦紧。治疗应首选

A. 独活寄生汤

B. 蠲痹汤

C. 薏苡仁汤

D. 乌头汤

E. 白虎加桂枝汤

46. 患者,男,40 岁。2 天前,其被锈钉扎伤足底,当时流血少许,未作清洗,今下午 3 时许突然四肢抽搐,颈项强直,甚则角弓反张,伴神昏,喘促,舌苔腻,脉弦紧。脑电图检查正常。其证型是

A. 热甚动风证

B. 阴虚动风证

C. 血虚生风证

D. 风毒内袭证

E. 肝阳化风证

47. 患者身热已退而见肢体软弱无力,肌肉瘦削,食欲减退,口干咽干较甚。宜选用

A. 清燥救肺汤

B. 玉女煎

C. 胃苓汤

D. 益胃汤

E. 桑杏汤

48. 患者因为过劳而反复腰痛,静卧痛减,阴雨天加剧。1 天前左侧腰疼剧烈,不能转侧,日轻夜重,痛处拒按,苔薄白腻,脉弦。治疗首选何方加减

A. 身痛逐瘀汤

B. 独活寄生汤

C. 右归丸

D. 肾着汤

E. 青娥丸

49. 某男,32 岁。头胀痛,眩晕,心烦急躁易怒,胁痛,少寐多梦,舌红苔黄,脉弦数。治疗应首选方剂

A. 柴胡疏肝散

B. 天麻钩藤饮

C. 黄连温胆汤

D. 丹栀逍遥散

E. 当归芍药散

50. 患者,男性,45 岁。尿混浊反复发作 3 个月,尿如米泔水,伴尿道热涩疼痛、尿频、尿急、腰腹疼痛,舌红苔黄腻,脉濡数。应

治以

A. 无比山药丸

B. 小蓟饮子

C. 膏淋汤

D. 萆薢分清饮

E. 八正散

二、A3/A4 型题

答题说明

以下提供若干个案例,每个案例下设若干考题。请根据各考题题干所提供的信息,在每题下面的 A、B、C、D、E 五个备选答案中选择一个最佳答案。

(51~54 题共用题干)

庞某,咳嗽气促,面赤,痰多质黏稠、色黄,咳吐不爽,痰有热腥味,胸胁胀满,咳时引痛,口干而黏欲饮,大便数日未行,舌红苔黄腻,脉滑数。

51. 本病例的病机为

A. 热毒蕴肺,酿痰成痈

B. 痰热壅肺,肺失肃降

C. 风热犯肺,肺失肃降

D. 风燥伤肺,肺失清润

E. 痰浊伏肺,肺气郁闭

52. 本病例适宜下列哪种治法

A. 祛风涤痰,降气平喘

B. 清热化痰,宣肺平喘

C. 清肺解毒,化瘀消痈

D. 清热肃肺,豁痰止咳

E. 疏风散热,清肺化痰

53. 本病例的适宜基础方是

A. 麻杏甘石汤

B. 桑白皮汤

C. 苇茎汤

D. 清金化痰汤

E. 桑菊饮

54. 本病应用上方加下列哪组药为宜

A. 沙参、天花粉、玉竹

B. 干姜、细辛、白芥子

C. 六一散、鲜荷叶

D. 鱼腥草、冬瓜仁、薏苡仁

E. 党参、白术、炙甘草

(55~57 题共用题干)

患者,女,55 岁。喘促短气,气怯声低,喉有鼾声,咳声低弱,痰吐稀薄,自汗畏风,舌质淡红,脉软弱。

55. 其辨证是

A. 风寒袭肺

B. 痰浊阻肺

C. 肺气虚耗

D. 肾虚不纳

E. 正虚喘脱

56. 其治法是

A. 补肺益气养阴

B. 补肾纳气

C. 扶阳固脱,镇摄肾气

D. 祛痰降逆

E. 宣肺散寒

57. 治疗应首选

A. 金匮肾气丸

B. 参附汤

C. 麻杏石甘汤

D. 补肺汤

E. 三子养亲汤

(58~62题共用题干)

某女,69岁。其素有脑动脉硬化病史,近半年逐渐出现善忘、反应迟钝、表情呆滞,有时痛哭不自止,有时大笑不能自控。近3天,患者终日不语,不思饮食。症见体胖,口流涎沫,舌淡苔白腻,脉滑。

58.其辨病、辨证为
    A.癫证、痰气郁结证
    B.癫证、心脾两虚证
    C.痴呆、髓海空虚证
    D.痴呆、脾肾两虚证
    E.痴呆、痰浊蒙窍证

59.治法为
    A.补肾益髓、填精养神
    B.补肾健脾、益气生精
    C.豁痰开窍、健脾化浊
    D.理气解郁、化痰醒神
    E.通阳泄浊、豁痰宣痹

60.首选方剂为
    A.温胆汤加减
    B.涤痰汤加减
    C.还少丹加减
    D.逍遥散合顺气导痰汤加减
    E.七福饮加减

61.若病人舌红苔黄腻,脉滑数,则应
    A.改用温胆汤
    B.改用龙胆泻肝汤
    C.改用黄连温胆汤
    D.改制南星为胆南星加瓜蒌、栀子、天竺黄等
    E.加黄柏、栀子、龙胆

62.若病人兼眩晕、嗜睡、肢体麻木阵作,脉弦滑,应
    A.改用天麻钩藤饮加减
    B.改用镇肝息风汤加减
    C.改用半夏白术天麻汤加减
    D.加龙骨、牡蛎、地龙
    E.加地龙、桃仁、红花

(63~64题共用题干)

某男,70岁。患者近半年来睡眠时间明显延长,神昏,倦怠嗜卧,言语謇涩含糊,伴畏寒肢冷,健忘,舌淡苔薄白,脉沉无力。

63.其治法为
    A.健脾益气
    B.活血通络
    C.益气养血
    D.益气温阳
    E.燥湿健脾

64.其宜用何方
    A.四君子汤
    B.八珍汤
    C.香砂六君子汤
    D.肾气丸
    E.附子理中汤合人参益气汤

(65~66题共用题干)

某男,55岁。遇事善忘、伴心悸胸闷,言语迟缓,反应不灵敏,表情呆滞,唇暗,舌有3~4个瘀点,脉细涩。

65.其辨证为
    A.血瘀痹阻证
    B.肾精亏耗证
    C.心脾不足证
    D.痰浊扰心证
    E.痰热瘀结证

66.治法为
    A.豁痰化瘀
    B.化痰宁心
    C.活血化瘀
    D.填精补髓
    E.补益心脾

(67~68题共用题干)

某女,28岁。胃脘部灼热疼痛而痞闷,口苦,渴不思饮,不欲饮食,恶心呕吐,尿黄赤,舌红苔黄腻,脉滑数。

67.其辨证为

A. 痰饮内阻证

B. 饮食伤胃证

C. 湿热中阻证

D. 肝气犯胃证

E. 胃阴不足证

68. 宜选何方

A. 平胃散加减

B. 二陈汤加减

C. 清中汤加减

D. 枳实导滞丸加减

E. 茵陈蒿汤加减

(69~73题共用题干)

某男,38岁。脘腹痞闷而胀,进食尤甚,拒按,嗳腐吞酸,伴恶心呕吐,腹泻味臭,苔厚腻,脉滑。

69. 其治法为

A. 消食和胃,理气止痛

B. 消食导滞,健脾止呕

C. 消食和胃,行气除满

D. 除湿化痰,理气和中

E. 清热化湿,和胃消痞

70. 首选何方治疗

A. 益胃汤加减

B. 二陈平胃散加减

C. 保和丸加减

D. 泻心汤合连朴饮加减

E. 越鞠丸合枳术丸加减

71. 若脘腹胀满,宜加何药

A. 大黄、枳实、厚朴

B. 鸡内金、麦芽、谷芽

C. 木香、陈皮、青皮

D. 枳实、厚朴、槟榔

E. 沉香、青皮、大枣

72. 若食积化热,大便秘结,宜加

A. 润肠丸

B. 增液汤

C. 火麻仁、郁李仁

D. 大黄、枳实

E. 当归、肉苁蓉

73. 若日久兼脾虚便溏,宜加

A. 党参、黄芪

B. 诃子、赤石脂

C. 藿香、佩兰

D. 白术、扁豆

E. 改用参苓白术散

(74~76题共用题干)

吴某,男,36岁。黄疸迁延日久,久治无效,症见身目俱黄,黄色晦暗,食少纳呆,脘闷腹胀,大便不实,神疲畏寒,口淡不渴,舌淡苔白腻,脉濡缓。

74. 辨证属于

A. 湿热并重型黄疸

B. 寒湿阻遏型黄疸

C. 脾亏血虚型黄疸

D. 胆道阻滞型黄疸

E. 热毒炽盛型黄疸

75. 治法宜用

A. 清热利湿,佐以通便

B. 利湿化浊,佐以清热

C. 健脾和胃,温化寒湿

D. 调理脾胃,益气补血

E. 疏肝理脾,调气解郁

76. 最佳治疗方剂是

A. 茵陈蒿汤

B. 茵陈五苓散

C. 茵陈术附汤

D. 黄芪建中汤

E. 小建中汤

(77~79题共用题干)

夏某,男,38岁。症见腹中积块,胀满疼痛,按之软而不坚,固定不移,舌苔薄白,脉弦。

77. 最佳选方是

A. 六磨汤

B. 逍遥散

C. 膈下逐瘀汤

D. 少腹逐瘀汤

E. 金铃子散合失笑散

78. 若患者兼见恶寒发热,头身酸痛,舌苔白腻,脉浮弦大。治疗应予

A. 失笑散

B. 逍遥散

C. 五积散

D. 柴胡疏肝散

E. 麻黄汤

79. 若积块坚硬疼痛逐渐加剧,面色萎黄,消瘦脱形,饮食大减,舌质淡紫无苔,脉弦细。治疗应用

A. 八珍汤

B. 化积丸

C. 膈下逐瘀汤

D. 八珍汤合化积丸

E. 膈下逐瘀汤合八珍汤

(80~83题共用题干)

患者,女,49岁。初起四肢无力,活动后加重,逐渐痿软不用,食少便溏,气短乏力,神疲懒言,面色少华,舌淡苔白,脉细。

80. 其诊断是

A. 痿证

B. 中风

C. 痹证

D. 偏枯

E. 痉证

81. 辨证是

A. 气虚络瘀证

B. 脾胃虚弱证

C. 肝肾亏损证

D. 阴血亏虚证

E. 痰瘀痹阻证

82. 治宜

A. 补益肝肾,滋阴清热

B. 清热利湿,通利筋脉

C. 清热润燥,养肺生津

D. 补中益气,健脾升清

E. 活血化瘀,行气通络

83. 治疗应首选

A. 参苓白术散合补中益气汤

B. 虎潜丸

C. 补阳还五汤

D. 四物汤合大定风珠

E. 双合汤

(84~86题共用题干)

患者,女,52岁。2010年6月12日就诊。主诉前额部疼痛3个月。前额部疼痛以来,每当头痛时伴自觉发冷,并逐渐加重,偶有眩晕,脘闷恶心,食欲不振,困乏疲劳。舌质淡,苔白腻,脉濡缓。

84. 其辨证是

A. 风寒头痛

B. 瘀血头痛

C. 肝阳头痛

D. 痰浊头痛

E. 风湿头痛

85. 其治法是

A. 疏风散寒止痛

B. 活血化瘀止痛

C. 平肝潜阳止痛

D. 祛风胜湿止痛

E. 健脾化痰止痛

86. 治疗应首选

A. 川芎茶调散

B. 羌活胜湿汤

C. 加味四物汤

D. 通窍活血汤

E. 半夏白术天麻汤

(87~90题共用题干)

王某,男,35岁。因生气导致小便涩痛,淋沥不畅,小腹胀满疼痛,苔薄白,脉沉弦。

87. 其诊断为

A. 劳淋

B. 气淋

C.石淋

D.热淋

E.血淋

88.其治法是

    A.益气利尿

    B.行气疏导,利尿通淋

    C.清热利湿,排石通淋

    D.清热利湿通淋

    E.清热凉血通淋

89.病情日久仍有尿时涩滞,小腹坠胀,尿有余沥,属于

    A.劳淋

    B.气淋虚证

    C.石淋虚证

    D.热淋虚证

    E.血淋虚证

90.可选方

    A.无比山药丸

    B.补中益气汤

    C.六味地黄丸

    D.左归丸

    E.右归丸

(91~93题共用题干)

患者,女性,55岁。咳嗽,咳痰,痰少带血,反复发作4年。血色鲜红,口干咽燥,两颧潮红,盗汗,舌红,脉细数。患者无肺结核病。

91.其证型为

    A.肝火犯肺证

    B.燥热伤肺证

    C.胃火炽盛证

    D.阴虚火旺证

    E.阴虚肺热证

92.治法为

    A.滋阴降火,宁络止血

    B.清肝泻火,凉血止血

    C.滋阴润肺,宁络止血

    D.清胃泻火,凉血止血

    E.清热润肺,宁络止血

93.治疗应首选

    A.泻白散合黛蛤散

    B.桑杏汤

    C.百合固金汤

    D.加味清胃散合泻心汤

    E.六味地黄丸合茜根散

(94~95题共用题干)

患者,女性,45岁。关节疼痛反复发作3年,体型偏瘦,双膝关节红肿热痛,刻下症见膝关节灼热红肿,痛如刀割,筋脉抽掣,入夜更甚,壮热烦渴,舌红少津,脉弦数。

94.辨证应为

    A.风湿热邪阻闭经络关节

    B.风寒湿邪化热内闭

    C.痰瘀痹阻关节

    D.热痹化火伤津

    E.瘀血阻络

95.治以

    A.宣痹汤

    B.白虎桂枝汤

    C.犀角散加味

    D.蠲痹汤

    E.八珍汤

(96~100题共用题干)

华某,男,11岁。昨日淋雨后出现头痛,恶寒发热,项背强直,肢体酸重,苔白腻,脉浮紧。

96.此证属

    A.邪壅经络证

    B.热甚发痉证

    C.阴血亏虚证

    D.肝肾阴虚证

    E.气虚络瘀证

97.治法宜选

    A.祛风散寒,和营燥湿

    B.泄热存津,养阴增液

    C.滋阴养血

D. 滋补肝肾

E. 活血化瘀

98. 如风邪偏盛,症见项背强直,发热不恶寒,头痛汗出,苔薄白,脉沉细。病属柔痉。治宜

　　A. 和营养津

　　B. 疏散风邪

　　C. 调和营卫

　　D. 养阴生津

　　E. 解表散寒

99. 如为柔痉,方药宜选

　　A. 桂枝汤

B. 麻黄汤

C. 瓜蒌桂枝汤

D. 防风通圣丸

E. 柴葛解肌汤

100. 若患者身热,筋脉拘急,胸脘痞闷,渴不欲饮,小便短赤,苔黄腻,脉滑数。此为湿热入络,治宜清热化湿、疏通经络,方用

　　A. 藿香正气散

　　B. 三仁汤

　　C. 甘露消毒丹

　　D. 温胆汤

　　E. 小陷胸汤

参 考 答 案

基 础 知 识

1. E	2. C	3. C	4. C	5. C	6. B	7. B	8. D	9. A	10. A
11. A	12. C	13. E	14. D	15. C	16. B	17. E	18. C	19. B	20. C
21. C	22. E	23. B	24. B	25. B	26. E	27. E	28. B	29. B	30. B
31. A	32. E	33. C	34. C	35. E	36. D	37. C	38. B	39. C	40. B
41. A	42. B	43. B	44. D	45. C	46. C	47. C	48. A	49. B	50. A
51. E	52. E	53. C	54. C	55. C	56. B	57. B	58. C	59. C	60. E
61. B	62. C	63. B	64. C	65. E	66. D	67. A	68. B	69. D	70. E
71. A	72. D	73. B	74. C	75. A	76. B	77. A	78. B	79. A	80. C
81. A	82. B	83. A	84. B	85. D	86. A	87. C	88. E	89. A	90. B
91. E	92. A	93. B	94. A	95. D	96. E	97. E	98. C	99. A	100. C

相关专业知识

1. C	2. D	3. B	4. B	5. D	6. B	7. C	8. C	9. B	10. B
11. D	12. B	13. A	14. D	15. C	16. C	17. C	18. A	19. C	20. E
21. C	22. D	23. D	24. B	25. D	26. A	27. E	28. E	29. C	30. B
31. E	32. A	33. A	34. B	35. D	36. B	37. E	38. D	39. D	40. D
41. E	42. D	43. D	44. B	45. C	46. D	47. D	48. A	49. C	50. B
51. D	52. A	53. E	54. C	55. A	56. D	57. C	58. E	59. C	60. A
61. D	62. E	63. C	64. A	65. E	66. D	67. C	68. D	69. C	70. A
71. C	72. B	73. C	74. D	75. B	76. A	77. A	78. B	79. A	80. C
81. C	82. E	83. B	84. D	85. E	86. A	87. E	88. D	89. C	90. D
91. A	92. C	93. A	94. E	95. D	96. A	97. C	98. E	99. C	100. A

专业知识

1. E	2. D	3. D	4. B	5. B	6. A	7. D	8. D	9. B	10. C
11. B	12. A	13. E	14. E	15. C	16. C	17. B	18. C	19. C	20. D
21. A	22. D	23. D	24. E	25. E	26. B	27. C	28. E	29. E	30. B
31. A	32. B	33. C	34. C	35. A	36. A	37. B	38. B	39. B	40. E
41. A	42. B	43. E	44. C	45. C	46. A	47. B	48. D	49. C	50. D
51. C	52. A	53. D	54. B	55. A	56. E	57. C	58. D	59. D	60. C
61. B	62. B	63. B	64. D	65. C	66. A	67. B	68. B	69. E	70. B
71. D	72. A	73. D	74. C	75. A	76. B	77. C	78. E	79. A	80. B
81. C	82. B	83. A	84. B	85. C	86. C	87. C	88. A	89. B	90. D
91. D	92. D	93. C	94. B	95. B	96. D	97. E	98. D	99. A	100. D

专业实践能力

1. D	2. B	3. C	4. A	5. C	6. C	7. B	8. B	9. B	10. E
11. C	12. B	13. B	14. B	15. D	16. E	17. D	18. B	19. D	20. A
21. A	22. A	23. B	24. D	25. E	26. A	27. B	28. C	29. D	30. C
31. B	32. B	33. B	34. B	35. B	36. B	37. B	38. D	39. A	40. D
41. D	42. A	43. A	44. D	45. D	46. D	47. D	48. A	49. B	50. D
51. B	52. D	53. D	54. D	55. C	56. A	57. D	58. E	59. C	60. B
61. D	62. C	63. D	64. E	65. A	66. C	67. C	68. C	69. C	70. C
71. D	72. D	73. D	74. B	75. C	76. C	77. E	78. C	79. D	80. A
81. B	82. D	83. A	84. D	85. E	86. E	87. B	88. B	89. B	90. B
91. E	92. C	93. C	94. D	95. C	96. A	97. A	98. A	99. C	100. B